MALADIE D'INSTALLATION

DITE TYPHOÏDE

DES

CHEVAUX DE L'ARMÉE

Par M. MITAUT

VÉTÉRINAIRE EN PREMIER AU 9ᵉ RÉGIMENT D'ARTILLERIE, MEMBRE CORRESPONDANT DE LA SOCIÉTÉ IMPÉRIALE ET CENTRALE DE MÉDECINE VÉTÉRINAIRE

Médaille d'or de 200 francs obtenue au Concours de 1866

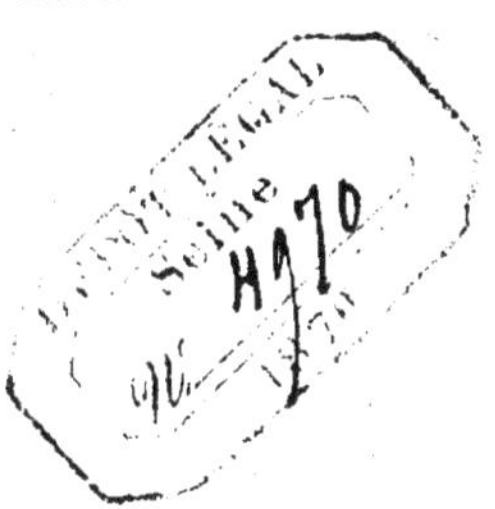

Vitam impendere vero!

(JUVENAL.)

Pour répondre à une question pratique, il ne suffit pas de citer à l'appui de telle ou telle doctrine médicale les expressions morbides de certains cas exceptionnels plus ou moins bien interprétés. C'est, au contraire, par l'examen de la généralité des faits qui se produisent constamment dans une condition identique qu'il faut rechercher le véritable caractère du mal, tout en appréciant ses degrés et ses différents modes de manifestation.

PARIS

TYPOGRAPHIE DE RENOU ET MAULDE

144, RUE DE RIVOLI, 144

1870

MALADIE D'INSTALLATION

DITE TYPHOÏDE

DES

CHEVAUX DE L'ARMÉE

MALADIE D'INSTALLATION

DITE TYPHOÏDE

DES

CHEVAUX DE L'ARMÉE

Par M. MITAUT

VÉTÉRINAIRE EN PREMIER AU 9e RÉGIMENT D'ARTILLERIE, MEMBRE CORRESPONDANT DE LA SOCIÉTÉ
IMPÉRIALE ET CENTRALE DE MÉDECINE VÉTÉRINAIRE

Médaille d'or de 200 francs obtenue au Concours de 1866

Vitam impendere vero!

(JUVÉNAL.)

Pour répondre à une question pratique, il ne suffit
pas de citer à l'appui de telle ou telle doctrine médicale les expressions morbides de certains cas exceptionnels plus ou moins bien interprétés. C'est, au contraire,
par l'examen de la généralité des faits qui se produisent constamment dans une condition identique qu'il
faut rechercher le véritable caractère du mal, tout en
appréciant ses degrés et ses différents modes de manifestation.

PARIS

TYPOGRAPHIE DE RENOU ET MAULDE

144, RUE DE RIVOLI, 144

1870

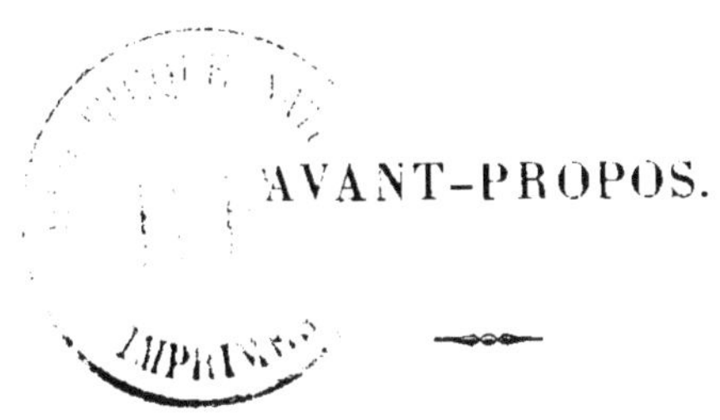

AVANT-PROPOS.

Si chacun de nous voulait apporter franchement à la Société impériale et centrale de médecine vétérinaire sa part d'observations propres sur les sujets obscurs, elle aurait pour s'éclairer, sans contredit, les meilleurs documents. Les vrais observateurs, malheureusement, deviennent très-rares ; il ne peut y avoir ni contestation ni doute sur un fait évident aussi facile à constater.

D'abord, pour ne pas se donner la peine de voir et de juger des cas de maladie par eux-mêmes, un trop grand nombre de nos confrères négligent de les suivre. Ils se contentent dès lors au besoin de reproduire presque à la lettre des descriptions empruntées aux anciens cadres, et ils continuent en toute occasion à se régler à peu près exclusivement sur elles.

Ensuite, dans le petit nombre de ceux qui s'écartent de la coutume, il en est aussi plusieurs qui ne se sont décidés à le faire qu'avec l'espoir de mieux revêtir les airs de clinicien, sous une autre habitude bien peu différente de la première. Le procédé, vraiment, est encore ici des plus faciles. Il consiste à se tenir à l'affût des œuvres d'observation véritable pour les saisir aussitôt qu'elles paraissent, et pouvoir ainsi s'approprier, par la compilation et la réclame, tous les matériaux qu'elles renferment, après les avoir un peu modifiés dans le sens contradictoire, sans grande fatigue pour la vue et pour l'esprit.

Enfin, les plus clairvoyants ou plutôt les hommes les mieux éclairés sur les besoins de notre époque, à l'aide de quelques mots sonores et de phrases creuses, ont merveilleusement réussi à simplifier tout à fait la tâche des autres en même temps que la leur, non-seulement sans le moindre risque de compromettre l'essentiel, — qui les préoccupe avant toute chose, à ce qu'ils affirment du moins, — mais encore, selon eux, de la façon la plus profitable aux vrais intérêts de la science, ainsi qu'à la perfection de la saine pratique, dont ils ont soin de se déclarer eux-mêmes les meilleurs, les seuls représentants.

Cette dernière méthode ou manière de faire, plus ou moins absolue dans la pratique, se trouve effectivement à la portée de tous, et jamais son application ne devra présenter à personne de bien grandes difficultés. En assemblant sous un même titre des désordres morbides on ne peut plus *opposés*, les inventeurs du nouveau système, par ce moyen hardi, écartent à coup sûr toutes les difficultés d'appréciation au lit des malades. D'un autre côté, comme ils ne cessent jamais de promettre à ceux auxquels ils préconisent leur grande médication les résultats les plus heureux et les plus constants de son emploi, cela finit presque toujours par inspirer aux personnes crédules une certaine confiance dans la solidité de la faible trame de leur système. Le nombre des adhérents grossit un peu, s'élève par des motifs divers, et le but tant désiré se trouve atteint, en apparence et pour le moment, quoiqu'il n'y ait absolument rien là qui puisse justifier la confusion étrange qu'on cherche tant à établir ; quoique pour nous il n'y ait aucune obligation de reconnaître le fameux intitulé qui la consacre, *typhoïde* (1), en compromettant plus ou moins notre liberté d'action et d'examen ; quoique pour le traitement des sujets affectés il n'y ait éga-

---

(1) Mot très-élastique et non moins obscur que la doctrine ou le principe auxquels il sert de marque.

lement aucune garantie de la bonté réelle d'une
semblable innovation ; quoique pour personne enfin il n'y ait pas non plus la moindre preuve de la
force ou de l'efficacité d'une formule médicale
unique, à peu près exclusive, qui, ne faisant aucune distinction entre tous les cas de même maladie, doit s'appliquer avec le même succès aux
affections de nature tout à fait différente.

Les premiers inscrits au tableau se disent observateurs, ceux qui viennent après ne craignent pas
de s'appeler praticiens; les autres, aussi sûrs de
leur habileté que de leur prétendue doctrine, se
croiraient volontiers des hommes de haute science,
de vrais novateurs. Et pour les vétérinaires qui
n'ont pas la moindre tendance vers les études pra-
tiques rationnelles, comme pour toutes les personnes qui jugent sur les apparences ou qui s'en
rapportent seulement à l'étiquette, cela constitue
le progrès!!

Le travail que j'ai l'honneur de vous offrir aujourd'hui ne contient que des observations directes
qu'il m'a été donné de recueillir moi-même. Tous
les faits morbides annotés avec la plus grande
exactitude, régulièrement enregistrés aux époques où ils se sont produits, interprétés chaque

fois selon nos faibles moyens et toujours exposés avec la même sincérité, ne sont point du tout destinés à servir de base à une théorie dogmatique nouvelle. Mais, pour les esprits investigateurs et pour tous ceux qui demandent à se renseigner, il y a peut-être dans l'ensemble de nos observations médicales quelques éclaircissements sur une situation *encore assez nette*, que d'autres semblent avoir pris à tâche de rendre moins claire par leurs appréciations exagérées, parfois aussi peu exactes au fond qu'à la superficie.

En mettant tout d'abord sous les yeux de nos confrères de l'armée, spécialement chargés de veiller à la conservation de l'un des biens les plus précieux de l'État, des données certaines, tout à fait incontestables, sur les modes variés de manifestation du mal auquel les chevaux neufs sont sujets ; et puis, en faisant venir après, les indications qui ont été précisément déduites de l'examen des animaux affectés, — suffisamment établies à présent, — notre seul but est de faire obtenir, au bénéfice des malades, l'application la plus satisfaisante de nos divers moyens thérapeutiques, et tout au moins de nous épargner à nous-même les trop grosses erreurs de diagnostic, par la méthode qui diminue le plus sûrement les grandes difficultés de la mission que nous avons à remplir.

La vérité pratique, dont le contrôle est si facile, puisqu'elle ressort de l'observation même, qui intéresse tout le monde et que presque personne n'ose avouer, serait assurément bien plus répandue parmi nous, sans les entraves que lui mettent des progressistes à leur manière, qui ne veulent ni la voir ni la laisser avancer, et sans la défection de tous ceux qui, au lieu de se livrer à des recherches consciencieuses sur le sujet, trouvent plus simple et plus commode de se laisser conduire ou de s'incliner en faisant à leur profit aux idées du jour une aveugle soumission.

Le nom que nous avons donné au mal dont il s'agit, pour rappeler la circonstance de sa manifestation, sans rien faire préjuger de sa nature, indique également l'immunité acquise aux chevaux qui ont traversé cette phase critique de la vie régimentaire.

MALADIE D'INSTALLATION

DITE TYPHOÏDE

DES

CHEVAUX DE L'ARMÉE.

Vitam impendere vero!
(JUVÉNAL.)

SYNONYMIE ET HISTORIQUE.

Cette affection redoutable, désignée sous les noms de : *maladie d'acclimatation des chevaux de troupe*, appelée *typhoïde*, et souvent caractérisée par des fluxions sur le poumon avec altération du sang (1), *maladies typhoïdes dans l'espèce chevaline* (2), est beaucoup plus connue sous les dénominations variées de *pneumonie, pleuro-pneumonie gastro-* ou *pneumo-entérite, fluxion* ou *maladie de poitrine des jeunes chevaux*, simple et compliquée, avec altération du sang, *sporadique, enzootique* ou *épizootique*.

Elle se produit partout sur les chevaux neufs de toutes armes, et sévit aussi bien dans les dépôts de remonte que dans les différents corps de troupe. Ses ravages incessants, plus ou moins considérables, ont depuis longtemps mis en éveil l'attention de l'autorité militaire et l'esprit investigateur des vétérinaires de l'armée. Les études les plus approfondies auxquelles ces derniers se sont livrés ont surtout été tentées pendant les crises épizootiques, qui marquent toutes les époques de la mise des régiments sur le pied de guerre et rappellent les atteintes les plus cruelles de ce véritable fléau.

---

(1) Extrait d'une proposition faite, par un membre de la Société centrale de médecine vétérinaire, à la séance du 11 août 1864.

(2) Titre du programme donné par le même, à l'intention des vétérinaires de l'armée, pour le concours de 1866.

Pourtant, la nature du mal, malgré les récits les plus véridiques qui en ont été faits, ne se trouve pas encore nettement déterminée, ni très-connue. Son histoire, écrite d'une manière plus ou moins exacte, avec des éléments variés, sous des titres différents, reste toujours diffuse et incomplète. Dans un assez grand nombre de descriptions vous pouvez, en effet, voir l'empreinte un peu systématique de l'idée de chaque observateur, qui, en exagérant, involontairement sans doute, une partie des caractères réels de l'affection, laisse percer sa tendance à justifier ou à faire prévaloir la dénomination qu'il lui a choisie.

Plusieurs praticiens aussi, par un excès de fidélité à prendre les nuances les plus tranchées de la maladie, et avec l'intention d'en peindre l'image avec plus de force ou de concision, ont également négligé dans leur tableau des traits qui, bien que légèrement marqués, à raison de leur faiblesse ou de leur inconstance, pourraient cependant servir à rapprocher les opinions tant désunies sur la nature du mal.

Toutefois, la difficulté de s'entendre ne vient pas non plus seulement de la divergence d'interprétation des désordres observés pendant la vie et après la mort des malades. Il faut surtout l'attribuer à la diversité même des formes de l'affection, que beaucoup de vétérinaires consciencieux, malgré leur bon vouloir, n'ont point été à même d'observer toutes. C'est ainsi que se sont trompés, dans bien des cas, ceux qui ont cru pouvoir conclure de l'unité d'appréciation à la pluralité, de même que ceux qui ont embrassé la généralité des faits sans vouloir tenir aucun compte de l'exception.

Pour nous-même, il faut bien l'avouer, la forme inflammatoire assez franche que la maladie avait presque régulièrement prise, nous faisait, dans le principe, repousser avec un peu trop d'énergie les idées différentes de celles qui nous ont été enseignées. Mais depuis, notre manière de voir, sensiblement modifiée par la succession de faits morbides bien constatés, incline vers une médication de plus en plus rationnelle.

Voilà plus de vingt-cinq ans que nous sommes attaché au service du même régiment d'artillerie. Durant cette longue période de temps, il nous a été permis de voir un nombre très-considérable de chevaux de diverses provenances, de compter aussi aux infirmeries des malades par centaines à la fois, dans des localités différentes et à toutes les époques de l'année. Il nous a été permis, en outre, d'étudier de près et sur une assez grande échelle tous les divers phénomènes morbides, en suivant avec assiduité les effets des agents thérapeutiques mis en usage. Enfin, il nous a été permis encore de contrôler sans retard les données fournies par le diagnostic, en faisant toujours avant l'enlèvement du cadavre l'autopsie minutieuse des animaux morts.

Nos principales observations se trouvent résumées dans les mémoires plus ou moins étendus que nous avons produits à différentes reprises, dès l'année 1843. Plusieurs de nos remarques sur les manifestations continuelles du mal et sur l'influence des moyens de le combattre ont aussi été insérées avec quelques détails dans nos *Comptes-rendus*, sous les titres 8 et 8 *bis* du Rapport annuel : *Quelques maladies ont-elles eu une fréquence ou une gravité insolites?*

En signalant dès à présent à l'attention des observateurs les nombreux éléments d'information qui se trouvent contenus dans ce travail si patiemment élaboré, nous nous proposons de faire ressortir de la façon la plus claire à leurs yeux le haut degré d'importance de la question à résoudre, tout en leur donnant déjà un aperçu de la valeur pratique du recueil de nos recherches.

Aujourd'hui, nous avons la conviction bien arrêtée que c'est le même mal qui laisse voir tant de variété dans ses formes, sa gravité et ses complications. Et nous sommes aussi certain de cette autre vérité, que les chevaux *neufs*, se trouvant tous placés dans une condition principale *identique*, ne peuvent *nulle part* échapper à la mauvaise influence qui les poursuit, quels que soient d'ailleurs leur âge et leur état général.

En somme, la diversité des opinions médicales vient surtout ici de la diversité même des modes de manifestation du mal et de l'obscurité du point vers lequel doit remonter sa source (1).

CARACTÈRES GÉNÉRAUX.

Comme l'examen des faits morbides ne vient qu'après l'exposé des causes qu'on leur assigne, il nous a paru utile de faire d'abord, en manière d'aperçu, quelques remarques sur la manifestation des désordres, sur leur gravité et sur les principales indications à remplir, pour fixer un peu les idées sur la nature du mal. Au surplus, la description complète de la maladie ne peut pas être contenue dans le cadre nosographique habituel sans entrave pour elle et sans gêne pour les détails. D'un autre côté, nous pensons qu'en faisant tout d'abord la part des dissentiments sur le sujet, c'est le meilleur moyen d'ouvrir une voie de conciliation à toutes les opinions consciencieuses et modérées qui se sont produites.

Manifestation symptomatique. — 1° La maladie, dans plusieurs circonstances, a pu être envisagée comme une affection tout à fait générale. La variété des lésions organiques que l'on constate sur plusieurs malades frappés en même temps, et la succession de ces divers désordres sur le même sujet affecté semblent autoriser jusqu'à un certain point cette manière de voir. Mais le cas le plus frappant est celui de la faiblesse extrême des malades, sans coliques appréciables, sans entrecoupement de flanc et sans symptômes nerveux, caractérisé simplement par *la coloration jaune des muqueuses, la perte d'appétit et le grand abat-*

---

(1) S'il faut en croire la chronique, il y aurait d'autres obstacles à la véritable interprétation des faits.

tement des malades, plus ou moins vivement affectés. C'est là, à ce qui paraît, la fièvre *typhoïde* (1) que l'on constate assez ordinairement avant les phlegmasies véritables qui vont suivre.

2° Le plus souvent, avec les désordres fonctionnels s'accusent les lésions organiques du poumon et de l'intestin. Les degrés d'intensité du mal varient ; cependant, presque toujours, il se prononce davantage du côté de la poitrine. Lorsque la pneumonie vient la première, se présente presque seule, — la vraie forme type, — le malade ne *perd jamais complètement la gaîté ni l'appétit, même quand il est fortement atteint*. Quel que soit d'ailleurs aussi son état de faiblesse, il n'est guère possible de trouver à l'affection, si éloignée qu'elle soit du début, la moindre *apparence typhoïde*. La pneumonie unie à l'entérite s'accompagne aussi de faiblesse et de prostration, mais surtout d'*inappétence prolongée, assez souvent presque complète*. L'affection se déclare le plus ordinairement sur le poumon d'abord, mais il arrive aussi qu'elle commence par les coliques.

3° Cette forme compliquée de la maladie se produit, dans certains cas, sur le tiers environ des malades. Lors des épizooties, elle peut s'accompagner d'*altération du sang, qui la rend alors plus meurtrière*. C'est dans ce dernier cas seulement que la qualification de *typhoïde* nous semble pouvoir lui être appliquée, en y mettant encore une certaine réserve. Au surplus, les épithètes de *franche* ou *non franche*, d'*adynamique* et de *gangréneuse* servent bien mieux, selon nous, à caractériser le mal pour tout le monde.

L'altération du sang des malades (2) est volontiers admise par les observateurs, quand il y a faiblesse extrême

---

(1) Il est bien difficile d'avoir sur ce mot une idée nette : ceux qui l'emploient ne lui donnent ni le même sens ni la même portée, et personne ne l'a encore défini.

(2) Si elle existe, il reste encore à dire ce qui la constitue ; pour nous, les mots *altération du sang* sont plutôt une figure dont on se sert pour exprimer l'oppression des forces ou le défaut de réaction des malades.

des sujets, défaut de réaction et tendance plus ou moins marquée des tissus lésés à la gangrène.

Nous pouvons, en effet, nous rendre assez bien compte de cette altération, par suite de la pneumonie et de l'entérite, surtout si les lésions sont plus ou moins prononcées. Mais, dans le moment du trouble général, de la fièvre souvent dépourvue de gravité que nous constatons sur des animaux très-énergiques, dont l'état est parfait, et en l'absence de toute lésion organique, l'altération du sang, que rien ne faisait prévoir, quelque temps avant le début du mal, devient bien difficile à expliquer. Elle n'est pas moins difficile à démontrer, dans tous les cas, par l'examen direct, soit pendant la vie, soit sur le cadavre.

Si vous saignez un animal pris parmi ceux du plus médiocre état, en proie à la fièvre générale, sans lésion organique ou affecté de pneumonie étendue, et même limitée, avec ou sans l'aspect typhoïde, le sang reçu dans l'éprouvette se comporte à peu près partout de la même manière. Presque toujours nous ne constatons, au début, qu'une coagulation assez rapide, un rapport normal entre les deux caillots, dont la couleur est assez bien tranchée. Quelquefois il y a un peu plus de partie noire, quand la séparation n'est pas complète. Le sérum manque constamment en apparence, car il est retenu dans le caillot blanc, dont il ne peut se dégager. De sorte qu'il ne nous est guère permis de dire en quoi consiste réellement l'altération du fluide retiré de la veine, loin de pouvoir la préciser après l'épreuve (1).

Vers la fin de l'affection, quand la gangrène existe au poumon surtout, le sang se prend, à la vérité, en une gelée blanchâtre, sans consistance et en boue brune ; mais il en est ainsi pour la plupart des maladies mortelles.

En faisant les autopsies presque aussitôt après la mort, on trouve parfois sur quelques sujets, dont les lésions ana-

---

(1) Nous connaissons des professeurs qui ont renoncé à tirer aucune induction de cet examen des caractères physiques du sang, malgré les grands progrès de la science.

tomiques ne sont pas très-étendues, de gros caillots blancs bien formés dans les cavités du cœur et des gros vaisseaux, quelques bosselures irrégulières plus brunes, assez rares dans la rate. Les ganglions lymphatiques se montrent un peu plus rouges partout. Il y a aussi des pétéchies rares sur les séreuses et dans le poumon. Mais tous ces désordres, peu significatifs d'ailleurs, ont bien pu ne se produire qu'à la dernière période du mal ; d'un autre côté, en cas de gangrène du poumon, la rate ne présente quelquefois ni bosselures, ni taches plus foncées, ni la moindre augmentation de volume.

4° Assez souvent, la plèvre est accessible aux phénomènes inflammatoires qui se passent dans le poumon ; l'épanchement vient alors compliquer le mal et lui ôter presque toute chance de se résoudre. Le grand abattement du malade et sa résistance au moindre déplacement, l'odeur de l'air expiré caractérisent la forme ou la fin gangréneuse, rendue plus prompte par l'entérite. Dans le cas où la vie se prolonge, le mouvement du flanc et celui des côtes ne laissent aucun doute sur l'existence de l'hydropisie.

5° Quelquefois encore, la maladie a un retentissement du côté de la tête ; l'arachnoïdite plus ou moins accusée qui en résulte s'accompagne de symptômes nerveux, de paralysie, de coma avec ou sans propension en avant.

Elle donne lieu à des désordres qui peuvent s'étendre au cerveau lui-même, et le mal acquiert alors une très-haute gravité.

6° Enfin, les membranes séreuses articulaires ou les bourses synoviales de toutes les régions sont susceptibles, comme les précédentes, de s'enflammer par sympathie ou d'une autre manière, même lorsque les lésions ont été peu prononcées dans la poitrine.

Désordres cadavériques. — 1° L'autopsie, en cas de mort venue à la suite du trouble général avec altération primitive du sang, ne fait découvrir sur le cadavre aucune lésion bien appréciable. Les chairs sont molles et d'écolorées. Le poumon laisse voir des stases sanguines aux lobes inférieurs, sans aucune combinaison avec le tissu vésiculaire. De plus, ces parties rouges, élastiques, exemptes d'infiltration, à peine modifiées dans leur aspect, mises dans un seau d'eau, surnagent presque complétement. La muqueuse intestinale n'a de rougeur qu'aux sinus veineux, pleins de sang noir. Elle est grisâtre, facile à déchirer, recouverte d'un mucus épais parfois roussâtre, assez odorant.

Les cas de mort, avec ces seuls caractères, — nous devons insister là-dessus, — sont infiniment rares, tout à fait isolés et difficiles à comprendre.

2° La pneumonie peut être limitée au tiers, au quart, au cinquième du lobe droit, plus souvent du gauche. Mais elle se trouve aussi des deux côtés à la fois. Les portions hépatisées, fermes à la pression, d'une couleur rouge foncée, uniforme ou avec une teinte grisâtre et des nuances plus claires, s'enfoncent complétement dans l'eau (1). L'intestin, dans ce cas, peut n'avoir éprouvé aucune lésion, mais il offre souvent des marques évidentes d'inflammation sur le cœcum et le côlon.

3° Si l'inflammation a envahi l'un des lobes tout entier ou à peu près, celui-ci acquiert un volume et un poids considérables : 10, 12, 15, 20 kilogrammes et plus, en conservant les caractères de la vraie hépatisation franche, d'un rouge foncé avec ou sans maculations brunes et jaunes, ferme ou avec des points ramollis, en état de gangrène. Souvent l'inflammation est à plusieurs degrés ou diffuse, disséminée dans les deux lobes, ou seulement aux parties inférieures, sans ligne de démarcation régulière à l'endroit où finit la lésion. Alors, les parties affectées ne plongent qu'imparfaitement dans l'eau. L'intestin est aussi presque toujours malade. On le voit à son reflet violacé, à la couleur rouge plus ou moins foncée de la muqueuse du

____

(1) Le poids du poumon malade s'élève à 5, 6, 7, 8, 10 kilogr., au lieu de 2 kilogr., poids de l'état normal.

cœcum, du côlon, et très-rarement de l'intestin grêle. Ce dernier est sujet à d'autres désordres, *mais nous n'avons jamais rencontré l'ulcération ni le moindre ramollissement des follicules muqueux et des plaques gaufrées.*

4° Les plèvres sont plus ou moins colorées par l'injection du côté de la pneumonie et sur les médiastins surtout. On voit souvent sur elles des exsudations fibrineuses, amorphes, dépourvues de consistance, sans adhésion avec le feuillet viscéral, qui marquent assez bien la limite du tissu pulmonaire enflammé. Le liquide, épanché en quantité variable, est trouble, d'un jaune plus ou moins foncé, rougeâtre, quelquefois tout à fait brun. Le lobule inférieur du poumon non affecté a pris une teinte rouge, et son tissu, un peu condensé, est resté élastique.

5° Enfin, les désordres, plus ou moins difficiles à constater dans le crâne, s'accusent cependant sur les enveloppes du cerveau et sur lui-même. La séreuse, en adhérence normale avec le feuillet fibreux, a une teinte jaunâtre. La substance grise est plus colorée, avec des ramollissements partiels, parfois très-prononcés ; la blanche se trouve pointillée de rouge.

Formes du mal. — La maladie peut être sporadique, mais elle se montre le plus souvent à l'état enzootique ou épizootique, sur les animaux qui sont arrivés au corps à la même époque, d'une même provenance ou de dépôts différents.

Quand la remonte a été considérable, on voit ses périodes bien marquées : début, état, déclin ; et, à la seconde, les chevaux peuvent tomber malades par dix dans un seul jour. Alors aussi toutes les variétés du mal se trouvent représentées, quoiqu'il y ait ordinairement une forme dominante. C'est quelquefois le trouble général avec des lésions peu accusées qui avortent ; c'est le plus souvent la pneumonie presque seule ; c'est d'autres fois la pneumonie avec l'entérite, et la dernière peut se présenter sans l'autre, la précéder ou la suivre ; enfin, trop souvent, c'est la pleuropneumonie gangréneuse.

Durant une même crise, la forme du mal varie avec les provenances. Il peut aussi se montrer plus ou moins répandu sur les chevaux de l'une d'elles, en suivant son mode presque régulier d'apparition.

Ainsi, en 1841, 1845, 1850, 1852, 1862, 1863, 1864, la pneumonie était, on peut dire, franche, assez restreinte ; en 1848 et 1849, c'était la pneumonie et entérite très-intenses, avec pleurésie et gangrène sur certaines provenances. En 1854 et 1855, la pneumonie moins franche dominait avec un tiers de complication d'entérite, et les pertes sont dues surtout aux complications de pleurésie, d'arachnoïdite et de paralysie. En 1859, c'est encore la pneumonie avec entérite terminée par gangrène, venant surtout à la suite de vieilles lésions. Il n'y a pas eu un seul accident gangréneux aux sétons pendant toute la durée de la dernière épizootie.

Caractères de gravité. — La maladie est ordinairement peu grave sous la forme de fièvre générale, de pneumonie simple, circonscrite, franche et avec entérite légère. La gravité augmente avec l'intensité de la pneumonie et de l'entérite ; si la première est très-étendue, diffuse, la faiblesse grande, le mal déjà avancé, et si le défaut de réaction s'est manifesté par quelques cas de gangrène.

Elle est plus grave sur les chevaux de quatre ans et sur les vieux que sur ceux qui sont entre ces âges ; sur les animaux en mauvais état, d'une constitution défectueuse, que sur ceux qui sont bien établis ; elle est plus grave aussi, lors des grandes remontes, par la réunion des malades en grand nombre et par les émanations miasmatiques qui en résultent ; pendant les fortes chaleurs et les froids humides, sur les animaux très-sanguins, à cause de son intensité inflammatoire, de sa marche rapide et de ses complications.

La maladie est souvent mortelle au moment critique de l'épizootie, et après les rechutes graves ; elle est infailliblement mortelle, en cas de pleurésie, de pneumonie gangréneuse, pour les animaux atteints de vieilles lésions.

Indications thérapeutiques. — Par la grande variété des désordres fonctionnels et organiques avec lesquels elle s'accuse, l'affection présente doit demeurer dans le domaine de l'éclectisme médical.

L'observateur, en constatant des lésions si nombreuses dans sa pratique, reconnaît de plus en plus cette nécessité d'examen minutieux et persévérant des malades, qui, seul, peut faire saisir sur chacun d'eux le trait caractéristique de l'affection, distinguer ses phases et voir les organes les plus intéressés pour recueillir enfin tous les éléments d'une médication rationnelle.

Il est inutile de nous arrêter longuement aux inductions des fanatiques des diverses croyances : ils sont également sûrs de leurs vues et de leurs succès. Pour nous, dès à présent, nous prévoyons, dans le traitement d'une maladie aussi diversifiée, des revers inévitables, des indications différentes et surtout des difficultés à les bien remplir.

Voici, résumés en principes, les divers modes de traitement utile :

1° L'état fébrile général, sans localisation apparente du mal ou avant qu'elle se manifeste, demande la médication antiphlogistique, réglée sur le pouls et l'état des sujets affectés. Les agents révulsifs viennent après ; mais ils s'appliquent quelquefois seuls dès le début. Les stimulants et les toniques sont le plus souvent contre-indiqués.

2° S'il y a affection du poumon simple ou bien limitée, ce sont encore les antiphlogistiques et les révulsifs. Lorsque la pneumonie envahit rapidement tout un lobe, se prononce des deux côtés, ou marche de concert avec l'entérite, il faut, au début surtout, vider largement le système circulatoire, malgré la faiblesse apparente des sujets affectés, en consultant le pouls et l'état général du malade.

On doit appliquer aussitôt les agents révulsifs les plus énergiques aux points où ils sont indiqués, et prudemment exclure l'usage des irritants sur l'intestin.

3° En cas d'inflammation avec altération du sang, soupçonnée à la teinte paille des conjonctives, à la maigreur du sujet, à la dépression des veines et à la lenteur d'écoulement de la saignée, les grandes émissions sanguines ne pourraient être que nuisibles et, en tout cas, parfaitement inutiles pour des lésions circonscrites ou peu accusées. Il faut insister surtout, dès le début, sur la médication transpositive, qui ranime les sujets engourdis et peut avoir, en outre, un effet préservatif. Il convient particulièrement, dans ce cas, de chercher à entretenir les fonctions digestives.

4° Pour la complication de pleurésie avec ou sans inflammation vive, ce sont encore les saignées modérées et les révulsifs prolongés, toujours appliqués des deux côtés du thorax.

5° Le retentissement au cerveau, plus ou moins marqué, commande toujours l'emploi immédiat des révulsifs violents. Il n'est plus guère possible d'avoir recours aux saignées pour cette complication tardive.

6° Enfin, contre les douleurs synoviales, point d'émollients ni de sédatifs, partout des épispastiques.

7° L'indication générale, en vue surtout de l'altération du sang ou des accidents gangréneux, est de conserver avec soin les fonctions digestives au lieu de les troubler, de maintenir l'air des écuries aussi pur que possible par l'aération et les fumigations antiputrides, de bien couvrir les malades par les temps froids, de les bouchonner vigoureusement dans toutes les saisons. Il faut aussi modérer les saignées, exclure parfois complétement les sétons, et mettre en usage, au moment de la convalescence, les toniques et les ferrugineux.

Nature du mal. — L'affection dite *typhoïde*, beaucoup mieux définie assurément sous les noms de pneumonie et entérite, se présente donc avec deux grands caractères :

1° Constituée par un trouble général, un mouvement fébrile avec torpeur, coloration jaune des muqueuses, sans lésion organique bien accusée, pourtant capable, dans quelques cas, d'amener la mort ;

2° Manifestée, après cette fièvre générale, quelquefois en même temps qu'elle, par des lésions inflammatoires du poumon et de l'intestin, isolées ou réunies, avec toutes sortes d'aspects, de degrés et de complications, trop souvent mortelles.

Selon les uns, l'altération du sang, dite *primitive et profonde*, constitue, avec la prostration, le caractère essentiel des maladies typhoïdes (la première reste encore à déterminer, et la seconde fait le plus souvent défaut); les lésions organiques ne sont pour eux que des accidents secondaires. Cette manière de voir, qui a très-peu de cas pour elle, et la plus grande majorité contre elle, se trouve aussi tout à fait en désaccord avec l'opinion générale.

Ceux qui envisagent la maladie comme inflammatoire (il s'agit de la forme type), et la pneumonie avec ou sans entérite comme dominant l'altération du sang, me semblent tout à fait dans le vrai, quand surtout ils apprécient l'indication qui doit résulter de la concomitance.

En somme, la maladie des chevaux de remonte, sous sa forme complexe, n'est donc pas du tout analogue ni à la fièvre typhoïde, ni aux affections typhoïdes de l'homme. Elle se différencie suffisamment : de la première, par des lésions inflammatoires très-distinctes, l'hépatisation réelle du poumon, et par l'absence complète de toute altération des follicules muqueux de l'intestin ; des dernières, par la circonstance particulière, tout à fait spéciale, de son développement et l'absence de toute propriété de contagion.

Pourtant, si l'on voulait absolument lui trouver quelques rapports avec une autre, dont la nature intime n'est guère mieux connue, et qui se manifeste par une variété de désordres morbides tout aussi grande dans les divers systèmes, c'est avec la maladie des chiens. Et, encore, elle se distingue de celle-là par un caractère propre : les chevaux neufs seuls sont sujets au mal, mais ils peuvent en être atteints quel que soit leur âge. Le vrai point de rap-

prochement entre les deux affections est le haut degré de
gravité de chacune d'elles.

Les pertes causées à l'Etat par la maladie des chevaux
de remonte figurent chaque année pour un quart à peu
près sur le tableau de la mortalité.

CAUSES.

Nous avons beau interroger tout ce que l'histoire de la
maladie rapporte, sous les noms de *causes prédisposantes,
occasionnelles* ou *déterminantes*, pour nous éclairer sur l'influence génératrice, directe, immédiate, du mal qui nous
occupe, sous tant de rapports et malgré nous, d'une manière si constante ; il n'y a, en dernière analyse, rien que
des probabilités sur les différents pouvoirs morbifiques
signalés.

Les causes positives, invariablement suivies d'un résultat malheureux, manquent, et des influences extrêmes
ou tout à fait opposées sont souvent citées, pour répondre
du même fait, par des observateurs également consciencieux et instruits. En outre, il faut, avec les uns admettre
une action immédiate plus ou moins contestable, remonter
avec les autres au delà de quelques mois écoulés sans accident, pour donner à l'effet morbide un semblant d'explication. Mais, en définitive, nous ne trouvons au milieu de
ce désaccord rien de satisfaisant, et de tous côtés aucun
indice qui nous fasse toucher du doigt le principe, la
cause *essentielle* du mal.

Si nous consultons maintenant notre propre expérience,
en nous reportant, soit aux époques nombreuses des petites manifestations de la maladie, soit au moment des
enzooties, des épizooties véritables, qui ont eu lieu sur
les chevaux de remonte du corps ; tout semble aussi fait
pour déconcerter et décourager nos recherches. A mesure

que nous avançons, nous trouvons que les causes s'obscurcissent au lieu de devenir plus claires, et successivement nous sommes arrivés à douter de chacune de celles qui ont été invoquées, en voyant que, malgré nos soins, le mal continuait toujours à se produire avec plus ou moins d'intensité, dans des conditions générales variées, quelquefois complétement différentes.

Je ne m'occuperai pas de ce qui se passe pour les chevaux du commerce, avant l'arrivée au dépôt de remonte. On peut facilement admettre que les conditions préparatoires de vente auxquelles ils ont été soumis sont en partie causes des affections qui se déclarent aussitôt après l'achat. C'est aux vétérinaires des dépôts à rechercher autour d'eux et à signaler avec précision tout ce qui peut réellement accuser cette mauvaise gestion, pour décharger leur propre responsabilité, dans le cas où la maladie se produit sous leurs yeux. Car la maladie se montre déjà au dépôt, d'une façon accidentelle à la vérité, peu de jours après l'admission du cheval acheté.

Elle parait aussi quelquefois en route, mêlée aux angines et aux gourmes qu'elle vient compliquer.

Nous avons eu occasion de constater ce fait, assez rare pourtant, sur les détachements de remonte en passage dans nos diverses garnisons. Il nous a été permis de voir assez souvent aussi la maladie se déclarer de la même manière, au terme du voyage, sur quelques sujets, le jour ou le lendemain de l'arrivée des jeunes chevaux au corps.

Nous croyons très-volontiers que les soins difficiles à donner en route, les mauvaises écuries occupées et les temps défavorables, que les fatigues ressenties en chemin de fer peuvent suffire à expliquer la venue du mal, peu de temps après l'épreuve de ces conditions plus ou moins fâcheuses. Mais quand ce n'est qu'au bout de deux ou trois mois de présence que le mal se manifeste, soit au dépôt de remonte, si les chevaux neufs y ont prolongé leur séjour, soit au corps, dans différentes garnisons, attaquant à la fois les chevaux d'une même provenance et chaque détachement à son tour ; si l'affection atteint également, à la remonte du corps, ceux d'autres provenances arrivés en même temps, nous sommes bien obligés alors d'accepter ou de garder pour nous une très-grande part de la responsabilité du mal, dont ne sont pas plus exempts, d'ailleurs, les chevaux venant des remontes éventuelles, vendus à peu près sans préparation.

Remarquons, en passant, que ceux qui font venir la maladie d'ailleurs et de loin, ont trouvé le moyen le plus simple de se décharger du soin des recherches à faire chez eux, ou de se tranquilliser en simplifiant leur tâche.

Et si la fréquence, la régularité d'apparition du mal, en dépit de tout ce qui a pu être tenté jusqu'ici contre lui, peut, à un certain point, excuser le découragement de ceux qui à la longue se résignent à l'attendre, sans chercher à le conjurer, il faut donner des éloges bien mérités à celui dont le zèle assidu ne se ralentit point dans ses recherches minutieuses, et qui, en voyant la stérilité de tous ses efforts, ne perd cependant ni l'espoir, ni l'esprit d'observation.

Maintenant, les causes sont-elles, comme on le redit sans cesse, dans les localités, le climat et les saisons ? Dépendent-elles des races, du tempérament, de la constitution ou de l'état d'embonpoint des animaux ? Enfin, peuvent-elles venir de l'alimentation et du travail, des logements, et surtout des influences atmosphériques du moment ?

Les faits en très-grand nombre qui se passent depuis si longtemps sous nos yeux, et dont tous les détails ont été enregistrés avec exactitude, répondent :

Le mal se produit dans toutes les localités de l'Est, de l'Ouest, du Centre et du Nord, sous tous les climats, dans toutes les saisons, plus fortement peut-être au moment des intempéries, sur les chevaux de troupe ou d'officier de toute provenance. Il frappe les animaux de tout âge, mous et vigoureux, les sujets bien établis et ceux d'une constitution défectueuse, ceux en bon ou en médiocre état, ceux qui s'améliorent au service et ceux qui souffrent du régime militaire.

Il atteint, parmi les animaux d'une même provenance arrivés à la même époque, ceux qui sont versés dans les escadrons ou batteries, et ceux qui restent à la remonte du corps, soit pendant le travail d'instruction de ces derniers, soit pendant leurs simples promenades. Dans une même catégorie, le mal paraît encore sur ceux dont le régime est varié, progressif, rafraîchissant, comme sur ceux qui sont à la ration réglementaire. Il visite même assez souvent les chevaux de l'infirmerie blessés ou atteints d'affections légères. On le voit sur les chevaux bien ou mal logés, dans les petites et dans les grandes écuries, sur ceux qu'on est obligé de mettre dans le manége ou sous des hangars, au moment des grandes remontes.

La maladie se montre aussi sur les chevaux qui restent dans leur pays et sur les émigrés, sur ceux provenant des remontes éventuelles faites en masse, comme sur ceux qui viennent par petits groupes des dépôts réguliers. Enfin les chevaux neufs, mis en route presque aussitôt après l'immatriculation, assez bien portants en campagne, sont eux-mêmes affectés, à la première station un peu prolongée, ou peu de temps après leur retour, ou encore après un changement de garnison. Cependant, en règle générale, le mal fait son apparition avec plus de régularité sur les chevaux qui restent au corps.

Sans aucun doute, toutes les influences et conditions signalées peuvent bien contribuer, dans une certaine mesure, au développement ou plutôt à l'extension du mal dont il s'agit; mais elles ne sont évidemment que secondaires; on ne voit pas la relation constante de cause à effet, ni le mécanisme de la production du mal suffisamment expliqué, et l'on peut faire aussi des objections sérieuses à chacune d'elles.

La vraie cause, la cause essentielle n'est donc pas là.

Quelque chose de mystérieux et d'indéfinissable nous

arrête ici, comme sont encore arrêtés les médecins de l'homme en face du mal qui se produit sur les jeunes soldats, non moins fortement affectés que nos chevaux neufs, dans une circonstance presque analogue.

Faisons des vœux pour qu'un homme de génie vienne bientôt nous faire distinguer clairement par ses révélations le lien véritable de la maladie du cheval de remonte, en mettant bien au jour ce qu'il peut y avoir de juste dans ces nombreuses hypothèses :

Du sang appauvri, altéré, usé par les tracasseries, l'ennui et l'excès de fatigue, le défaut d'air respirable et les arrêts de transpiration ;

Du sang trop riche par le double effet d'un repos prolongé et d'une alimentation relativement surabondante ;

Des répercussions du sang sur les organes intérieurs par les refroidissements dus aux courants d'air et aux intempéries ;

Des stases sanguines inséparables de la pléthore et du manque d'exercice ; pour nous relever enfin de ce travail ingrat de recherches, et diriger surtout avec sûreté nos moyens préservatifs.

Nous savons depuis longtemps que les changements brusques d'habitudes et d'influences extérieures sont capables d'altérer la santé de tous les êtres vivants. Les observations de chaque année nous ont appris également que le cheval qui vient au corps ne peut s'y faire, malheureusement, qu'en se soumettant à cette règle à peu près absolue de maladies et de pertes, en dépit de tous les soins dont il est entouré.

Mais d'où le mal vient-il ? Personne, jusqu'à présent, n'en sait absolument rien : et nous ne voyons, nous, à travers les conjectures de toute sorte, qu'une espèce de fatalité morbide.

Cependant, voici comment il vient :

1° La maladie apparaît presque toujours sur l'ensemble d'un détachement de remonte, deux ou trois mois après l'arrivée au corps, en commençant par affecter un ou deux sujets, à quelques jours d'intervalle. Puis, les entrées à l'infirmerie deviennent plus nombreuses, s'élèvent à trois ou quatre par jour, arrivent même jusqu'à neuf ou dix, si la remonte a été considérable et brusquement effectuée. Bientôt alors le nombre des malades décroît, suivant les mêmes proportions à peu près, avant de cesser tout à fait. Il y a sans doute des exceptions pour quelques provenances, quand l'effectif des détachements est peu élevé ; mais voilà bien la marche ordinaire des choses dans la généralité des cas. Cela se voit surtout d'une manière nette, au moment des grandes remontes, sur les chevaux neufs dirigés vers les corps presque aussitôt après l'achat, qui arrivent par groupes successifs et à intervalles plus ou moins rapprochés.

La série des numéros matricules nouveaux, aussitôt qu'elle est entamée, se continue ; et, quand le mal a pris parmi les chevaux du premier détachement quelques numéros à la suite, il passe sur celui qui est venu après, et continue à se montrer de la même manière sur les autres, jusqu'à la fin, en ne touchant pour ainsi dire plus aux premiers arrivés.

Les chevaux malades dont les numéros matricules se suivent sont souvent d'âge bien différent, versés dans les escadrons ou encore à la remonte du corps, placés dans des écuries plus ou moins éloignées les unes des autres, de divers quartiers ; et ils se trouvent presque en même temps rapprochés, à l'infirmerie, comme s'ils avaient été frappés tous ensemble, d'un seul coup, par une même influence morbifique.

Voilà déjà une remarque qui n'est pas sans importance, puisqu'elle exclut l'idée de causes individuelles, et nous indique en même temps l'époque approximative de la venue du mal sur les chevaux neufs demeurés en station. En voici une seconde qui offre encore plus d'intérêt :

2° Nous avons constaté, par nos observations sur les

remontes de 1854 et 1855, toutes les deux assez considérables, 7 à 800 chevaux, et vérifié aussi en 1859, après
une remonte beaucoup plus grosse encore (1,500), que
le moment critique ou le fort de l'affection des chevaux
neufs ne coïncide pas, comme on aurait pu le penser, avec
les intempéries ou les autres causes apparentes du moment, mais bien avec le gros de l'arrivée des chevaux au
corps.

L'enzootie a eu lieu :

Pour l'année 1841 . . . . en février.
— 1846 . . . . en juin et juillet.
— 1848 . . . . en octobre et novembre.
— 1849 . . . . en décembre, janvier et mai.
— 1850 . . . . en janvier.
— 1852 . . . . en avril et mai.
— 1853 . . . . en mai.
— 1854 . . . . en novembre et décembre.
— 1855 . . . . en septembre et octobre.
— 1859 . . . . en octobre et novembre.
— 1862 . . . . en avril et mai.
— 1863 . . . . en avril et mai.
— 1864 . . . . en mai et juin.

En sorte que, quand l'immatriculation se fait par
groupes plus ou moins nombreux, si deux ou trois cents
chevaux ont été reçus dans un même mois, vous pouvez
être assurés de voir, au moment où le mal se déclarera sur
eux, une recrudescence, même par les plus beaux jours,
s'il n'a été admis dans les mois précédents que 50 ou
60 chevaux. Et si, après, les réceptions se sont ralenties,
il y aura un déclin bien remarquable, malgré l'entrée dans
la mauvaise saison. Enfin, quel que soit le temps, vous
pourrez constater une interruption dans la marche du
fléau, si les réceptions ont été suspendues pendant un ou
deux mois. Et puis l'affection devra alors reprendre son
cours, suivant l'ordre d'immatriculation des chevaux admis au corps, à la partie principale ou dans les détachements, jusqu'à ce que la série des numéros de la nouvelle
remonte soit épuisée.

En somme, si la remonte est brusque, tous les malades se voient en même temps ; si les chevaux arrivent par petits détachements à intervalles plus ou moins éloignés, la maladie peut durer toute l'année.

Cette circonstance grave mérite d'être mise au grand jour, personne ne l'a encore signalée.

Et si, à la vérité, elle ne nous fait pas pénétrer bien avant dans l'intelligence des vraies causes du mal, elle nous donne du moins une preuve positive de l'insuffisance des vieilles données sur l'étiologie, qui se trouvent ici tout à fait en défaut. Son utilité, d'ailleurs, ne peut pas être un instant contestée.

Elle sert d'abord à nous prémunir contre la maladie, à nous mettre en règle, à nous éclairer sur sa marche, qui peut se faire au dépôt et dans les détachements, d'une manière successive ou simultanée, à nous expliquer l'étendue de ses ravages et le moment de la plus grande mortalité. Enfin, elle nous aide aussi à faire la part réelle des diverses médications, dans les résultats obtenus contre la maladie et nous tranquillise aussi sur sa durée.

3° La troisième remarque, déjà vieille, concerne les chevaux faits du corps, ceux de remonte qui viennent de fournir le contingent de malades et les derniers immatriculés ; la maladie les épargne tous complétement. Pourtant, les premiers surtout sont évidemment beaucoup plus exposés, dans leurs travaux, à toutes les influences nuisibles apparentes, et ils semblent complétement étrangers à cette crise qui tourmente les chevaux neufs.

Au moment où ceux-ci subissent l'épreuve, ni l'excès de travail, ni l'insuffisance d'alimentation, ni les intempéries, ni le repos prolongé ne produisent absolument rien de semblable sur les autres. Il y a bien parfois après coup un malade retardataire, quelquefois aussi une affection hâtive parmi les nouveaux venus ; mais les premiers sont délivrés du mal, et la maladie ne sévira réellement contre les derniers arrivés que plus tard, à son heure marquée.

4° Les chevaux des cultivateurs de la circonscription

restent aussi tout à fait en dehors des atteintes du mal qui nous préoccupe, tandis que l'affection enzootique grave (1) qui en fait périr un très-grand nombre dans les campagnes, n'a aucune prise sur tous ceux du corps de la garnison.

Ces autres remarques ne sont pas non plus dépourvues d'importance. Elles simplifient d'abord singulièrement la tâche du diagnostic et nous rassurent ensuite complétement sur la santé de l'ensemble des chevaux du corps, quelle que soit l'intensité du mal qui sévit sur les chevaux neufs ou sur ceux de la localité.

5° Nos dernières remarques ne portent que sur la forme, la fréquence et la gravité des désordres morbides, dans leurs rapports avec l'état des sujets affectés, leur vie antérieure et les influences du moment. Elles ont déjà été en grande partie signalées aux généralités ; nous dirons seulement que la maladie est toujours plus répandue sur les animaux qui ont été élevés en liberté et sur les plus jeunes que chez ceux qui ont déjà passé par plusieurs mains ; qu'elle est moins inflammatoire quand elle se produit peu de temps après l'arrivée au corps et lorsqu'elle est tout à fait tardive ; enfin que la forme gangréneuse n'est pas moins en relation avec les intempéries et le travail excessif qu'avec l'état pléthorique des animaux.

En résumé, les causes morbifiques de l'affection sont, nous pouvons bien le répéter, à peu près inconnues, malgré tout ce qu'on en a dit et écrit. Il ressort seulement de toutes nos observations personnelles :

1° Que le mal vient avec les chevaux neufs ;

2° Qu'il ne se montre ordinairement sur eux que deux ou trois mois après l'arrivée au corps ;

3° Que sa plus grande intensité est en rapport direct avec le chiffre des animaux reçus et la date de l'immatriculation ;

4° Que sa décroissance peut coïncider avec l'entrée

____

(1) Maladie de sang, anhémie, hydrohémie, etc.

dans la mauvaise saison et l'état critique, au contraire, avec les plus heureuses conditions atmosphériques ;

5° Que le mal susceptible d'osciller, selon les raisons qui ont été émises, naît sous une cause spéciale ou spécifique, toujours ignorée, et finit après avoir tout uniment épuisé la série des nouveaux numéros matricules, en atteignant quelques-uns des derniers chevaux neufs arrivés ;

6° Que les chevaux faits ou déjà éprouvés sont par bonheur à l'abri de ses coups, tandis que sur ceux qui viennent d'arriver, le mal, avant de paraître, semble avoir besoin d'un certain temps d'incubation ;

7° Que les chevaux de la localité aussi restent tout à fait étrangers à la crise que traversent les chevaux neufs, quoiqu'ils aient eux-mêmes, de leur côté, à subir certaines maladies enzootiques ;

8° Enfin, que cette crise plus ou moins violente, qu'on peut suivre à la piste bien que son origine nous échappe, est la marque significative d'un très-grand changement qui s'opère dans l'économie et l'impressionnabilité des chevaux de remonte.

En effet, au sortir de cette épreuve, le cheval de troupe se montre à peu près insensible aux influences morbifiques classées parmi les plus puissantes. Il passe d'un pays éloigné dans un autre tout différent, de la maigreur extrême à l'état le plus parfait, de l'activité au repos presque absolu, sans trouble grave pour sa santé. On le dirait à l'abri des maladies inflammatoires pour le reste de sa vie régimentaire. Tout nous porte même à croire que les essais tentés pour les produire seraient vains. Les chevaux rentrés de l'agriculture, comme ceux de Crimée, ont repris leurs anciennes habitudes régimentaires et leur premier état, sans aucun accident de ce genre, tandis que les chevaux mis en campagne avant la crise ont subi au corps les atteintes du mal, quoiqu'ils fussent logés en partie chez l'habitant, peu de temps après la rentrée des troupes d'Italie.

SYMPTOMES.

Comme la description de la maladie, pour être complète, doit embrasser ses formes principales et ses périodes, nous allons, suivant une division toute pratique, basée sur l'observation, en faire l'exposé sous les différents titres indiqués ci-après :

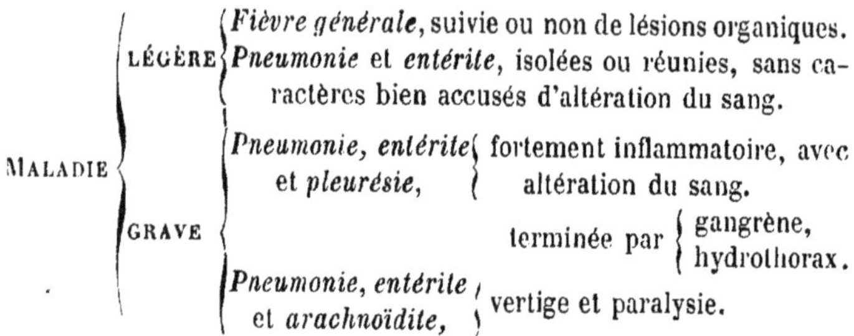

Le mal, sous chacune de ces formes, peut entraîner la mort, être en général grave ou sans gravité, avoir une fin heureuse ou fatale, à la première comme à la dernière période. Il peut même se présenter durant l'épizootie avec tous ses degrés. Cependant l'affection a ordinairement une forme dominante. Dans les cas de la première section, l'issue est presque toujours heureuse, tandis que dans les autres il y a de tristes, de trop nombreuses exceptions.

Maladie légère.

Fièvre générale. — Au début ou à la première période, la maladie ne consiste que dans un trouble plus ou moins marqué des principales fonctions, caractérisé surtout par la couleur jaune paille ou rouge brique des conjonctives avec plus ou moins d'abattement. Le cheval affecté est triste, mou, faible, raide et un peu chancelant dans la marche. A l'écurie on le trouve souvent couché ; d'autres fois il bâille, se campe et change à chaque instant d'attitude. En général, il ne prend qu'avec nonchalance les aliments et même les liquides. Le flanc et le pouls sont toujours accélérés; la peau est quelquefois chaude. En un mot, il y a fièvre, 20 à 25 respirations courtes, 65 à 70 pulsations.

Ces symptômes qui sont assez exactement ceux d'une forte courbature, nous ont été quelquefois en partie présentés par des chevaux faits, au retour de travaux longs et pénibles ou sur quelques chevaux de la remonte de Paris arrivant par le chemin de fer. Mais la grande différence est que, pour ces derniers cas, tout se trouve rentré dans l'ordre après six, sept ou huit jours de repos et de régime; tandis que pour celui qui nous occupe, l'inappétence persiste avec la teinte jaunâtre, le malaise se prolonge et prend une autre signification. Très-souvent, ce trouble est le signe précurseur des lésions organiques qui vont avoir lieu dans la poitrine ou l'abdomen, au moment même où le malade semble aller mieux.

Pneumonie. — Peu de temps après la manifestation de ce trouble général — deux ou trois jours — quelquefois même dès l'apparition des premiers symptômes, vous constatez un mouvement de flanc irrégulier ou les deux temps bien marqués de l'expiration. La toux, rare et faible en commençant, devient plus forte et plus fréquente.

Alors, un petit jetage orangé, filant ou concrété, apparaît assez souvent à l'un des naseaux.

L'auscultation ne permet guère de constater que du râle muqueux, une absence de bruit assez prononcée au tiers inférieur de l'un ou l'autre lobe, ainsi que le bruit supplémentaire en haut et du côté opposé au malade.

Pourtant, il se peut que la pneumonie soit fort bien accusée, presque tout au début de l'affection, et que l'animal n'éprouve au moment où il nous est présenté qu'un ralentissement d'appétit, sans laisser voir beaucoup de tristesse ou d'abattement. Et comme ces derniers signes sont moins accentués ici que dans le premier cas, où l'altération organique est plus lente à se produire, on serait tenté de croire le malade réellement moins affecté. Mais l'expiration en deux temps et l'application de l'oreille sur la poitrine nous décèlent bien vite les lésions pulmonaires, la dernière surtout, à l'absence du murmure respiratoire et au bruit tubaire ou de frottement, très-faciles à constater.

En somme, le flanc accéléré, l'expiration en deux temps, le petit jetage jaune, la toux, la matité, puis le bruit tubaire et le supplémentaire sont les signes pathognomoniques de la pneumonie.

Entérite. — Les coliques commencent assez fréquemment la série des symptômes de cet état de fièvre ou de malaise déjà signalé.

Le cheval, couché au moment du repas ou de la botte, a déplacé sa litière sous les pieds de devant et ne cherche pas à manger, s'il est debout.

Conduit à l'infirmerie, il se recouche presque aussitôt après son arrivée, pour rester assez calme, le nez dans la paille, ou bien il se lève de nouveau en agitant un peu la tête et la queue. Dans un examen attentif, nous lui trouvons la bouche sèche, le rein raide, le ventre creux, pourtant parfois un peu météorisé.

Le pouls accéléré, assez dur, varie de vitesse plusieurs fois dans la journée, de même que les flancs qui se montrent plus ou moins agités, mais sans entrecoupement, par l'effet des douleurs ressenties dans l'abdomen. Ces agitations sourdes, visibles à l'état de la face et au degré d'ouverture des naseaux, peuvent avoir lieu sans efforts expulsifs et quelquefois avec l'émission d'une petite quantité de matières stercorales. Les crottins rendus par le malade sont rares, petits, un peu luisants, d'une odeur assez forte ; ils peuvent conserver aussi leurs caractères normaux.

Ainsi, les coliques légères, de plus ou moins longue durée, avec accélération irrégulièrement marquée des mouvements respirateurs, la tête lourde, l'appétit perdu, remplacé par la soif, quelquefois le refus de toute boisson, le décubitus à peu près calme caractérisent le désordre porté sur l'intestin.

Pneumonie et entérite. — Lorsque la pneumonie semble

bien enrayée, il n'est pas rare de voir sur les malades, du jour au lendemain, une très-grande accélération des flancs, plus de tristesse ou d'inquiétude qui ne peuvent guère s'expliquer que par des coliques plus ou moins fortes, éprouvées un peu avant l'examen du sujet affecté.

Mais le malade se couche parfois devant nous sur le sternum. Il garde quelque temps cette position, bien qu'elle semble lui être pénible, et la quitte d'ordinaire au moment d'une quinte de toux. Les crottins, lents à sortir, se montrent enfin, toujours durs, rares et irréguliers, quelques-uns complétement coiffés d'une couche plus ou moins épaisse de mucus graisseux, les derniers presque toujours plus petits et plus luisants.

Le malade, inquiet ou agité, se campe, sort quelquefois la verge, remue la queue, gratte la litière ou se couche, mais bien rarement il regarde son flanc.

D'autres fois, pendant le traitement de coliques légères un peu prolongées, dont les symptômes ont été relatés plus haut, quand le cheval, devenu plus tranquille, se couche moins et paraît débarrassé, la pneumonie en incubation, cachée sous la tristesse du malade, se déclare franchement, tout d'un coup, malgré le mieux apparent.

On s'en aperçoit quelquefois à la toux et plus souvent encore à l'expiration en deux temps, bien que les flancs soient devenus plus calmes. L'auscultation alors permet de percevoir le râle crépitant ou sibilant humide ; mais ce sont l'absence du murmure respiratoire, le bruit tubaire et le supplémentaire qui nous accusent ce changement de direction du mal.

Dans ces deux derniers cas, la faiblesse du sujet est ordinairement plus grande, la perte d'appétit mieux marquée, et les membres postérieurs surtout sont plus souvent infiltrés.

Marche et durée. — Le malade qui ne présente que les symptômes de fièvre avec faiblesse au début peut, si les soins surtout viennent à propos, au bout de dix ou quinze jours, être sorti de cet état de malaise. Il reprend d'abord l'appétit pour les solides, se déplace plus volontiers sur sa litière, paraît moins engourdi, marche assez librement et rentre à l'écurie avec les membres moins gros ou tout à fait dégorgés par une petite promenade.

Terminaisons. — La résolution du mal est certaine si, après dix ou quinze jours, le flanc n'est ni entrecoupé, ni tremblotant, ni accéléré, ni irrégulier, si l'appétit et la gaîté sont revenus.

Les dix-neuf vingtièmes des chevaux ainsi affectés guérissent presque avec tous les traitements, en exceptant toutefois les sétons, qui peuvent être accidentellement suivis de gangrène (1).

La pneumonie limitée, bien caractérisée à l'auscultation, malgré les 20, 25, 30 respirations par minute, laisse un certain appétit au malade, qui ne se montre pas trop abattu pendant presque tout le cours de l'affection. Quand la terminaison heureuse vient, ce qui est le plus ordinaire pour cette forme simple, vous constatez, vers le huitième jour, un ralentissement très-marqué dans la respiration, qui se régularise peu à peu, et, après quinze ou vingt jours, un rétablissement presque complet. Le cheval se couche, repose longtemps, ne tousse plus, mange avec appétit, veut sauter à la promenade, et n'a presque rien perdu de son état général.

Dans le cas d'entérite, les coliques se répètent à intervalles plus ou moins éloignés et sont toujours suivies d'accélération du flanc ; l'œil est terne, un peu fermé, le ventre déprimé, la bouche sèche et odorante, la langue rouge à sa pointe et à ses bords. Le rein manque de souplesse. Le malade, très-souvent couché, ne mange qu'un peu de paille, boit par caprices, marche avec plus de raideur et ne rend que rarement des matières délayées plus ou moins grasses, peu abondantes, d'une odeur très-désagréable.

Ces symptômes, après dix ou quinze jours de durée,

---

(1) Comment admettre l'altération du sang, dite *primitive* et *profonde*, profonde surtout, quand le malade est sitôt guéri par la diète et les saignées ?

diminuent sensiblement ; l'appétit reparaît, le flanc devient régulier, se remplit ; le cheval se couche moins, marche mieux, retrouve sa gaîté et se rétablit encore assez vite, quoiqu'il ait un peu dépéri.

Lorsque la pneumonie et l'entérite se sont déclarées ensemble, l'une des deux l'emporte assez ordinairement sur l'autre, et c'est quelquefois celle qui a été la dernière à se prononcer. L'affection nous donne alors à observer de très-grandes irrégularités dans sa marche. Le mouvement des flancs reste entrecoupé dans l'expiration ; mais, d'un jour ou d'un instant à l'autre, il éprouve des agitations plus ou moins prolongées. Les aliments sont restés intacts dans l'auge et le râtelier. La litière est souvent dérangée. Le malade s'affaiblit, ne peut pas rester couché, chancelle quand il est debout et conserve même, dans les moments de calme, une physionomie inquiète, une respiration un peu bruyante.

Le retour ou la persistance de l'appétit, la station moins pénible, la toux grasse et rare, les mouvements faciles, la défécation régulière sans coliques, annoncent une heureuse terminaison, après trois semaines ou un mois, non sans un amaigrissement bien marqué.

En règle générale, dans tous les cas qui finissent bien, la conjonctive, qu'il faut avoir soin de regarder des deux côtés, perd sa teinte jaune, redevient rosée, moins infiltrée, au bout de quelques jours.

Il est rare que la maladie, sous toutes les formes que nous venons de suivre, ait une issue malheureuse ; cependant, la mort peut arriver à la suite de la fièvre générale, qui se prolonge sans lésion organique ou avec quelques désordres venus aux derniers moments.

La faiblesse du sujet augmente de jour en jour, ses membres s'engorgent davantage; il ne mange que par accès, reste somnolent, ne tient plus debout et s'affaisse pour ne plus se relever.

Les autres lésions, même faiblement accusées, peuvent aussi, à plus forte raison, entraîner la mort. Les animaux,

maigres, chétifs, mal faits, sans appétit, dédaignant tout
ce qu'on leur présente, tombent dans le marasme ou succombent à des lésions organiques toutes récentes, déclarées autour des premières, qui en avoisinent d'autres plus
anciennes, dévoilées seulement à l'autopsie.

Dans tous les cas que nous venons de rapporter, il y a
toujours une fièvre lente, avec un peu de raideur du pouls,
quelquefois des sueurs aux flancs, dont le mouvement s'ac-
célère surtout vers le soir. L'appétit, déjà capricieux, s'en
va tout à fait, l'animal éprouve quelques coliques, se débat
sur son lit, ne peut plus se tenir quand on le relève, et
meurt de consomption, tout couvert de plaies, après trois,
quatre ou cinq semaines, et quelquefois davantage. Il ne
périt guère qu'un cheval sur dix dans ces conditions mala-
dives ; mais leur rétablissement est, en général, très-lent à
se faire.

Maladie grave.

L'affection très-sérieuse, dont nous allons chercher
maintenant à retracer les principaux caractères, fait de
nombreuses victimes, soit par la nature, soit par l'étendue
des désordres qu'elle laisse à constater dans les voies res-
piratoires ou digestives. La mort vient tantôt de l'intensité
des phénomènes inflammatoires de l'un des systèmes atta-
qués, tantôt de la terminaison gangréneuse de la pneumonie, que rien ne peut expliquer. Elle est aussi souvent la
suite de la pleurésie dont le mal se complique. Enfin, le
malade peut encore succomber à un accès vertigineux.

Pneumonie et entérite. — Lorsque la pneumonie et l'entérite sont vivement accusées, elles arrivent d'ordinaire à
cet état sans passer par les gradations indiquées. Tous
les symptômes qui viennent de la poitrine ou de l'abdomen
se trouvent réunis ou singulièrement exagérés.

Ce qui frappe le plus est surtout la très-grande faiblesse, déclarée du matin au soir. Le sujet affecté, qui a
fait sa manœuvre sans rien laisser voir d'anormal, se
présente au pansage du soir avec un battement de flanc

très-marqué. Il chancelle et peut à peine se tenir debout.
Les plus grandes précautions deviennent nécessaires pour
le déplacer. Il faut quelquefois littéralement le porter à
l'infirmerie, à l'aide de barres passées sous le corps, et le
malade n'arrive à pas lents que tout mouillé de sueurs.

Le jetage sanguinolent, roussâtre, quelquefois mêlé à
du sang en nature, sort en abondance par les naseaux de
chevaux en médiocre état, dont l'œil est jaune-paille. Si
les animaux sont jeunes, énergiques, sanguins, bien con-
stitués, la couleur des yeux est, au contraire, des plus
vives, safranée. et ce sont souvent, il faut bien le dire,
les plus beaux chevaux que le mal frappe ainsi de pré-
férence.

Les coliques très-fortes tourmentent souvent les malades : couchés sur la litière, ils s'agitent sans relâche et
battent des flancs d'une façon étrange ; remis debout avec
difficulté, ils chancellent et ne parviennent à se soutenir
qu'en gardant les membres antérieurs surtout très-écartés.

Les matières stercorales ont une odeur forte très-désagréable, sont complétement coiffées, assez dures, irrégulières et rares, d'une teinte rougeâtre à l'extérieur.

La toux est fréquente ; le cheval, dont les naseaux sont
fortement dilatés, montre quelquefois plus d'inquiétude
que de souffrance au début ; mais il est promptement
abattu et fait entendre des plaintes très-fortes.

La respiration a 30, 35, 40, 45 mouvements par minute, et quelquefois un plus grand nombre ; l'expiration,
saccadée, se fait en deux temps bien marqués, avec ron-
flement aux naseaux.

L'appétit, dans certains cas, est tout à fait perdu ; le
malade ne mange rien et ne boit pas 2 litres d'eau blanche
en vingt-quatre heures.

Les membres s'engorgent plus ou moins, et l'œdème
monte quelquefois sur tous au même niveau.

Quand la lésion pulmonaire a la prépondérance, c'est en
attaquant d'une manière plus ou moins vive les deux lobes
ou l'un d'eux. Le flanc s'abaisse en deux temps marqués,

a des accélérations très-irrégulières ; le bruit tubaire sonore s'entend tout de suite, jusqu'en haut d'un seul côté, ou des deux, au tiers de la poitrine.

Le sujet, qui boit et mange encore un peu, a cependant le ventre déprimé ; son pouls est large, et l'artère assez tendue.

Si l'entérite l'emporte, la prostration est beaucoup plus grande ; le ventre se montre souvent ballonné, et l'appétit tout à fait nul. Le malade a la tête basse, ne peut pas se tenir, ni rester couché. Le pouls, déprimé ou dur, assez serré, a 65, 70, 75 battements par minute, et quelquefois davantage. Les urines, ordinairement jaunes, filantes, rares, d'une odeur forte, prennent la teinte rouge, et même la couleur du sang. Ce dernier s'y trouve quelquefois en nature ou se présente sous la forme de caillots.

Marche et durée. — Le mal marche avec une rapidité effrayante ; certains chevaux meurent en vingt-quatre, en quarante-huit heures, et d'autres en trois ou quatre jours, à partir du début bien constaté. Cependant, la fin malheureuse la plus fréquente n'arrive guère avant six, sept, huit ou neuf jours.

Terminaisons. — La mort peut venir d'inanition pour plusieurs animaux : quelques malades ne veulent ni boire, ni manger ; ils sont abattus et tout à fait incapables de la moindre réaction.

D'autres succombent aux douleurs abdominales les plus vives ou meurent asphyxiés, épuisés et tout couverts de plaies, sans se débattre, en rendant des matières liquides d'une odeur insupportable, avec écoulement continuel de gaz par l'anus toujours béant. Plusieurs tombent inanimés, tout d'un coup. Le manque d'action des révulsifs seul peut faire prévoir ce funeste résultat.

La fin gangréneuse est le principal caractère de la pneumo-entérite grave. Cette terminaison est souvent la conséquence de l'excès d'inflammation sur des sujets vigoureux très-sanguins, dont l'altération primitive du

sang n'est pas facile à expliquer, puisqu'ils se sont amé-
liorés au régime et au service du corps.

Elle vient aussi de l'existence de vieilles lésions autour
desquelles se sont produits les nouveaux désordres, presque toujours mortels.

Enfin, la gangrène vient encore d'un défaut de réaction
bien évident, pour des lésions assez circonscrites.

Elle s'annonce, dans tous les cas, par l'odeur fade et
bientôt fétide de l'air expiré, — facile à constater en s'ap-
prochant un peu des malades, — malgré l'amélioration
apparente de la physionomie, par l'arrachement facile des
crins, par la faiblesse plus grande, par le jetage lie de vin
et le râle caverneux.

Les animaux qui ont de vieilles lésions dans la poitrine
mêlent au jetage roussâtre des débris muqueux ou caséeux.
Ils ont aussi généralement l'air moins abattu. Plusieurs
chevaux, avant de mourir, se livrent souvent à des mouvements désordonnés, presque nerveux. D'autres, au contraire, tombent en buvant un peu d'eau blanche, sans odeur
bien accusée aux naseaux, sans qu'on s'en doute, et le
malade lui-même paraît tout surpris.

Complications. — L'extension du mal aux plèvres qui
enveloppent le poumon, bien évidente sur le cadavre, n'est
pas aussi facile à distinguer durant la vie. Cependant, le
grand abattement, l'immobilité presque complète du sujet,
qui reste toujours à la même place, les dents appuyées
sur la mangeoire, doivent nous faire craindre cette complication.

La faiblesse continue de la toux, la sensibilité extrême
de la poitrine, à la percussion, enfin la confusion du murmure respiratoire dans divers points des deux lobes, et
surtout l'absence aux parties inférieures permettent au
vétérinaire de se prononcer dans ce sens avec de grandes
chances de vérité. Au reste, la pleurésie existe presque
toujours avec la pneumonie terminée par gangrène.

L'inflammation des plèvres, sans être très-intense, peut
l'emporter sur les autres lésions ou paraître leur succéder

par sa progression moins rapide ; ses symptômes sont alors plus facilement saisissables. Le flanc reste toujours tremblotant, les petites coliques n'accusent pas de grand trouble du côté de l'intestin ; la toux, rare, est très-faible si on la provoque. Le malade ne se couche pas. Il a la conjonctive moins jaune, l'œil saillant, les oreilles tombantes, le pouls plus dur et plus serré pendant quelque temps. Puis vient cette agitation particulière du flanc, en désaccord complet avec le mouvement des côtes dans l'inspiration et l'expiration.

La quantité de liquide qui s'épanche augmente de jour en jour ; le bruit tubaire s'entend des deux côtés à la même hauteur, d'une manière distincte, et le malade meurt ordinairement par asphyxie, en restant debout jusqu'au dernier moment, après huit, dix, douze, quinze et même vingt jours, rarement plus tard.

Nous avons déjà, aux généralités sur les diverses formes du mal, signalé particulièrement cette espèce de torpeur ou d'anéantissement nerveux, à un degré plus ou moins prononcé, d'une durée variable, comme un de ses caractères distinctifs. La complication suivante va nous montrer d'une manière plus évidente encore la part du système nerveux dans les désordres qui accusent la maladie des chevaux neufs.

Nous comprendrons d'abord sous ce titre quelques symptômes de surexcitation nerveuse assez saillants pour donner à la maladie une physionomie particulière. Les animaux affectés éprouvent des espèces d'accès frénétiques plus ou moins brusques, avec grincements de dents.

Ils se couchent presque sans préparation, en faisant entendre de grosses plaintes ; puis ils se relèvent vivement, avec les flancs très-agités et la respiration bruyante. Après deux ou trois espèces d'attaques, les malades ont beaucoup de peine à se tenir debout. Il est assez difficile de distinguer ces manifestations cérébrales des douleurs ressenties dans l'abdomen. Cependant, les évacuations stercorales se continuent sans effort, sans aucune trace de gêne éprouvée dans leur cours, et sans que la tête de l'animal se porte vers son flanc. Au bout d'une heure ou deux, le sujet, qui paraissait sur le point de trépasser, se retrouve à son premier état, debout, calme et en train de manger.

Au moment où la véritable affection nerveuse survient, la maladie est presque toujours en bonne voie de résolution, c'est-à-dire qu'elle est déjà à huit ou dix jours de son début. Le patient est devenu plus gai, plus irritable, et manifeste assez souvent l'envie de ruer ou de mordre quand on l'approche. Parfois, il a le nez enfoncé dans l'auge ou entre les fuseaux du râtelier, et paraît dormir; puis, tout d'un coup, sans qu'on lui cause la moindre contrariété, il se cabre et met les pieds dans l'auge. A la promenade, il entraîne le cavalier qui le mène en main, et tourne en cercle, par sa tendance à marcher en avant.

D'autres fois, le flanc s'est complétement ralenti, le sujet reste debout, immobile à la même place, au bout de sa chaîne, et ne cherche pas du tout à manger. Nous lui trouvons alors les mâchoires contractées, la lèvre inférieure quelquefois pendante, les pupilles très-ouvertes, le pouls sans intermittence, un peu accéléré, plus ou moins fort. C'est aussi quelquefois le bouillonnement de l'air dans les boissons, où le nez du cheval se trouve immergé, qui attire notre attention. Les juments entrent en chaleur, les chevaux sortent la verge du fourreau. Les deux sexes éprouvent une espèce de tremblement général très-fort, qui ne peut pas du tout être attribué à l'impression de froid.

Le cheval tombe parfois comme une masse sur sa litière, se relève aussitôt avec assez de facilité, et, après être resté un certain temps debout, retombe de nouveau comme s'il avait reçu un coup violent sur la nuque.

Lorsqu'on veut le déplacer, il oppose une résistance passive, en laissant fléchir un peu à droite ou à gauche la tête sur l'encolure.

Ses membres, plus raides encore que la colonne vertébrale, se croisent ou s'embarrassent, et le font tomber comme nous venons de le dire. Quelquefois, il ne s'abat qu'incomplétement et reste un certain temps sur les genoux, le nez dans la paille et le derrière élevé, sans chercher ou sans parvenir à se relever. La tête du malade, par suite de ses chutes et de l'appui qu'il fait au mur, devient très-grosse ; les yeux, tuméfiés, restent fermés, et les naseaux, pleins de jetage et de parcelles d'aliments, laissent voir la pituitaire bleuâtre.

La mort, trop fréquente dans ce cas, vient d'inanition, de souffrance, et souvent de gangrène du poumon survenue aux parties inférieures, qui contiennent des débris alimentaires dans les bronches. Au moment où cette fatale terminaison s'annonce, par la fétidité de l'air expiré, le pauvre malade retrouve l'usage de la vue et de ses mouvements. Il cesse de pousser au mur, boit et mange quelquefois un peu, revient à lui, pour ainsi dire, pendant quelques instants, avant de s'en aller pour toujours.

D'autres fois, les membres postérieurs se paralysent à gauche, à droite ou des deux côtés. Cet accident est presque toujours mortel ; cependant il y a quelques cas de guérison complète.

Enfin, certains animaux restent privés de la vue d'un ou des deux yeux.

La maladie, quels que soient ses caractères saillants, que nous avons tâché de rassembler, a toujours une longue durée lorsqu'elle poursuit son cours sur les sujets gravement affectés.

Leur convalescence est aussi très-difficile, sujette d'abord à des rechutes sérieuses plus ou moins fréquentes du côté du poumon ou de l'intestin. Elle est, en outre, exposée à de graves accidents.

Les effets marqués obtenus de la médication révulsive, le retour très-lent de l'appétit, le calme du malade sur son lit, la régularité des mouvements du flanc, la rareté de la toux qui se fait encore longtemps entendre, le prurit aux régions couvertes de révulsifs ; les attitudes moins changeantes, de même que les mouvements plus faciles, la réapparition de la gaîté et de la voix, sont les signes d'un bon présage. Pourtant, l'amaigrissement se continue toujours, il faut le savoir, quoique les animaux aient retrouvé l'appétit, digèrent bien et rendent des matières qui ont l'odeur et la consistance normales.

La vie peut toutefois s'éteindre encore, aux derniers moments de la convalescence, d'une manière brusque ; c'est pourquoi il importe de la bien surveiller, pour combattre à temps les petits troubles qui s'accusent du côté de la poitrine ou de l'intestin.

État chronique. — Souvent, la maladie semble avoir une issue heureuse, dans sa marche lente ; mais les animaux affectés continuent à tousser et à expectorer, surtout au moment où ils boivent. En baissant la tête, ils rejettent une matière caséeuse ou muqueuse, parfois un peu odorante, dont on se rendra bien compte par l'examen des lésions pulmonaires. Alors l'appétit, toujours capricieux, ne revient qu'incomplétement, les animaux restent maigres, et, s'ils ne sont pas enlevés par une rechute tardive, ils peuvent succomber à l'infection purulente ou à la morve.

Accidents (sous les deux formes de la maladie). — Il nous reste à signaler dans le cours de l'affection quelques accidents, on peut dire presque inséparables de la forme épizootique, la gangrène des sétons ou de la peau à l'endroit des révulsifs, et les synovites qui viennent à toutes les régions.

La gangrène des sétons est presque toujours constatée durant la maladie enzootique, et l'accident peut survenir aussitôt après le passage de la mèche ou huit à dix jours plus tard, dans le cas d'affection légère, même sur des animaux en bon état, doués naguère d'une très-grande énergie.

Les signes qui la font reconnaître sont toujours l'engorgement saillant, qui s'étend de proche en proche, monte aux épaules, au garrot, et va même du côté des flancs, après avoir envahi tout le poitrail et les avant-bras.

La résonnance qu'il donne, au choc de la main, et l'odeur infecte de la matière qui sort du trajet, tantôt roussâtre, tantôt mêlée à du pus bien formé, ne laissent aucun doute sur la nature du mal.

La gangrène de la peau, qui a lieu quelquefois aux points d'application des révulsifs extérieurs, n'a ni la même gravité, ni la même signification ; elle annonce la résolution, le succès du traitement transpositeur et ne constitue jamais qu'une tare.

Un sillon circulaire limite le plus ordinairement la partie escharifiée qui se déprime, se durcit et se sèche, tandis que l'engorgement œdémateux s'étend au delà de la partie touchée par le sinapisme, fait saillie sur elle, monte vers le fourreau et ne se dissipe qu'avec lenteur.

Cet accident se produit surtout par l'effet du sinapisme, aux endroits un peu trop comprimés ; mais les petites mortifications du tissu cutané peuvent avoir lieu aussi sur les côtes, par l'application d'un vésicatoire qui se sèche et paraît demeurer sans effet.

Les membranes synoviales s'enflamment également dans le cas de maladie grave ou légère, même lorsque la poitrine se trouve faiblement atteinte ; que la phlegmasie soit franche ou mal accusée, ce caractère est constant.

Sur certains malades, l'inflammation des petites séreuses se déclare au bout de quinze à vingt jours ; d'autres fois, elle ne se montre que vers la fin de la convalescence, et même plus tard, deux ou trois mois après la guérison.

C'est principalement sur les membres antérieurs, aux boulets et aux genoux, quelquefois aux jarrets, que le mal vient. Il atteint souvent un membre quand l'autre est guéri, mais quelquefois il se montre sur les deux en même temps. Les chevaux ont une boiterie plus ou moins forte, n'appuient quelquefois pas du tout sur un membre, sont forcés de rester couchés.

Souvent, on ne voit pas le moindre engorgement à l'endroit malade ; mais la plus légère pression de la main, en explorant, y détermine des douleurs très-vives. La gravité des synovites dépend de l'époque de leur manifestation . des douleurs qu'elles produisent et de la perte de solidité qu'elles peuvent causer aux membres, en faussant les aplombs.

La fourbure des membres antérieurs surtout, très-préjudiciable en elle-même, par sa tendance à passer à l'état chronique. vient encore compliquer la maladie d'une manière fâcheuse.

Elle peut, au début, être confondue avec les synovites des régions inférieures, par ce que nous venons de dire du peu de tuméfaction qu'elles produisent en commençant. Mais d'abord, la fourbure vient ordinairement plus tôt que les synovites et affecte généralement les deux membres à la fois. Le cheval reste planté dans la litière, a les membres portés un peu en avant. Il balance le corps sans déranger ses pieds, si on essaie de le déplacer ; impossible de lui lever un des membres affectés, pour en mieux faire l'exploration.

Cette grande raideur ou ce besoin d'immobilité, dans quelques cas, peut tenir aussi à un lombago, brusquement survenu, qui empêche le malade de faire le moindre mouvement et l'oblige à tenir ses membres postérieurs sous lui.

Mais les sabots affectés sont chauds le plus souvent, et les tendons, ainsi que les boulets, se montrent complétement insensibles.

La maladie, qui entraîne une déformation entière ou partielle du sabot avec boiterie continue, s'appelle, dit-on, une fourbure *asthénique*, pour ne pas la confondre avec la fourbure qui complique la pneumonie non typhoïde.

Les thrombus, cela n'est pas moins remarquable, se produisent encore volontiers après toutes les saignées, sans en excepter les plus régulièrement faites.

Ils ne consistent, le plus ordinairement, qu'en une petite tumeur extra-veineuse qui se résorbe ou s'abcède sans autre suite.

Quelquefois pourtant il y a phlébite avec tuméfaction considérable à la région, gêne du mouvement des mâchoires, et hémorrhagies intermittentes tout à fait inopportunes.

Après sept ou huit jours de maladie, et parfois même tout au début, les membres postérieurs principalement se tuméfient.

L'infiltration commence d'ordinaire par une jambe, souvent même au jarret. Sur quelques animaux, elle paraît aux quatre membres, mais le plus ordinairement sans symptômes du côté de la tête ou de la pituitaire.

En résumé, l'état morbide, dit d'*acclimatation* ou *typhoïde*, difficile à bien définir à cause de la variété de ses caractères, se reconnaît surtout à la circonstance spéciale de son développement sur les chevaux neufs. La grande irrégularité de sa marche, ses complications nombreuses et successives en rendent le dénoûment aussi difficile à prévoir. Cependant, le mal se présente sous deux degrés de gravité assez distincts :

1° Dans un cas, les chevaux affectés de fièvre générale, de courbature, plus ou moins affaiblis en apparence, ont le flanc entrecoupé avec toux ou avec coliques et avec une respiration plus ou moins accélérée. Mais ces symptômes, la plupart peu prononcés, n'accusent que des lésions limitées aux deux cavités splanchniques.

2° Dans l'autre, au contraire, le mal marche avec une grande rapidité, s'annonce par un affaiblissement prompt, quelquefois par une faiblesse extrême, un jetage sanguinolent, des coliques plus ou moins prolongées, par la lenteur, et quelquefois par le défaut presque complet de la réaction.

La terminaison gangréneuse, qui semble tenir, dans quelques cas, à l'état du sang, et qui tient évidemment au défaut d'intégrité du poumon, s'accuse assez promptement, par l'odeur de l'air expiré et la sortie des produits de ramollissement. La complication de pleurésie se voit au maximum de prostration du sujet et aux mouvements désordonnés du flanc quand il y a un épanchement plus ou moins abondant. Celle d'arachnoïdite est manifestée par les soubresauts musculaires, par les accès frénétiques, et souvent par l'immobilité.

Les malades guérissent presque tous de l'affection au premier degré ; mais ils meurent, en plus ou moins grand nombre, d'inanition, d'épuisement, de gangrène ou d'asphyxie, sous les coups de la maladie grave.

La convalescence, pour les derniers cas, est toujours plus longue, sujette aux rechutes. Le mal peut même passer à l'état chronique.

La gangrène des sétons et les mortifications partielles de la peau, dans quelques cas rares, les synovites consécutives fréquentes, et la fourbure viennent compléter les caractères distinctifs du mal.

PRONOSTIC.

Le pronostic, plus ou moins grave, selon les formes du mal, les circonstances de son développement et les conditions des sujets affectés, varie aussi avec toutes les complications et les divers accidents.

Il est toujours difficile à porter.

L'observateur le mieux en état d'apprécier les désordres morbides et le plus attentif à les saisir, pour les cas qui s'écartent surtout de la forme-type, se trouve parfois bien embarrassé de dire où le mal s'arrêtera et s'il doit avoir une terminaison heureuse.

LÉSIONS.

Dans l'exposé des désordres que la maladie laisse sur les cadavres, nous allons suivre autant que possible les divisions qui ont servi à la décrire.

Le corps se refroidit plus ou moins vite, se ballonne tout de suite, et quelquefois même un peu avant la mort. Il se répand autour de lui, dans différents cas, une odeur infecte qui semble venir des plaies extérieures, des ouvertures naturelles, ou passer à travers le tissu cutané. Plus souvent encore, elle s'échappe avec un liquide roussâtre qu'on voit tomber goutte à goutte des naseaux sur le sol.

En procédant à l'autopsie, on trouve d'abord sous la peau des parties déclives et des extrémités une infiltration jaune plus ou moins abondante.

Les muscles, un peu décolorés, se montrent quelquefois avec une teinte blanchâtre. Il sont flasques ou faiblement contractés, et ces deux caractères sont frappants sur certains animaux du meilleur état, quelques jours avant la venue du mal. Les lividités paraissent promptement au voisinage des grosses veines superficielles. La section des vaisseaux pour détacher l'épaule, asseoir le cadavre, extraire le poumon et l'intestin, si l'ouverture a lieu aussitôt après la mort, donne lieu à l'écoulement d'un sang noir, boueux, plus ou moins abondant, mêlé parfois à de gros caillots jaunâtres. Mais, il faut le dire aussi, après la terminaison gangréneuse la plus prononcée, et surtout en cas de mort prompte, le tissu musculaire peut n'avoir rien perdu de sa couleur foncée, ni de ses autres caractères.

Cavité thoracique.

a. — Sous la première forme du mal, il n'y a pas à constater de vrais phénomènes inflammatoires. Le désordre consiste en une stase sanguine sur une plus ou moins grande étendue de l'un ou des deux lobes, montant à différentes hauteurs, et dans la présence de petits épanchements sanguins disséminés à la surface ou dans l'épaisseur du poumon, qui n'a d'ailleurs presque rien perdu de son élasticité.

b. — Les altérations de tissu au deuxième degré sont plus accentuées. Il y a ici combinaison, ou au moins incorporation du sang avec les vaisseaux invisibles du poumon.

Nous lui trouvons des teintes plus foncées, de la crépitation, un peu plus de friabilité, et de la sérosité dans le tissu interlobulaire. Très-souvent, les lobules antérieurs ou inférieurs offrent les caractères de l'hépatisation rouge, en voie de résolution, avec une certaine fermeté, moins de liquide et un centre de lésions chroniques.

c. — Les lésions de la pneumonie et entérite grave dite *typhoïde*, avec altération du sang, sont beaucoup plus nombreuses, et généralement aussi plus répandues. Voici le tableau sommaire de leurs variétés.

1° *Inflammation non franche.* Les parties inférieures du poumon véritablement atteintes se montrent rouges, moins élastiques et plus friables. Le bistouri en fait sortir du liquide bulleux. Il y a par-ci par-là quelques taches noires et un peu d'infiltration jaune interlobulaire ou sous-pleurale. On ne rencontre guère ce degré que sur un animal qui a succombé à la gangrène d'un révulsif ou aux suites des lésions de l'intestin.

2° *Inflammation indéterminée*, qui donne aux parties lésées (lobules inférieurs) la couleur tout à fait noire et l'aspect d'un véritable caillot de sang. Le tissu, méconnaissable, a sa trame dénaturée et détruite ; il ne répand pas d'odeur et se réduit en boue au simple toucher.

La ligne de démarcation est bien tranchée entre les parties saines et les parties malades ; les premières ont conservé la couleur rosée, les autres s'enfoncent presque complétement dans l'eau. Cette lésion rare, très-curieuse, se rencontre sur des animaux en médiocre état, quelquefois avec la complication nerveuse.

3° *Inflammation diffuse*, répandue dans les deux lobes ou dans un seul, imprimant sur les parties affectées des couleurs et des caractères différents. Le poumon est volumineux sans être beaucoup plus pesant. Quelques portions ont les caractères de l'hépatisation assez franche, ferme, avec la teinte habituelle.

Dans d'autres, le tissu emphysémateux, crépitant, rougeâtre, est imbibé de liquide. Enfin, il y a des parties brunes avec maculations noires et infiltration jaune. Quelques parties saines peuvent être cernées de tous côtés par du tissu malade.

4° *Hépatisation avec teinte grisâtre*, un peu rosée, de la moitié d'un ou des deux lobes. Le tissu affecté a le volume, la densité, le poids de l'hépatisation ordinaire ; mais, sur ses coupes, il offre une teinte qui se rapproche de celle du chocolat préparé plus ou moins étendu d'eau.

Quelques vétérinaires ont considéré cette lésion comme déjà un peu ancienne, en en voyant d'un peu plus colorées au-dessus d'elle, ou pour celle du début de la pneumonie chronique. Mais la grande étendue de la partie malade, le peu de consistance du tissu, le liquide séro-purulent, et surtout l'infiltration interlobulaire éloignent, pour nous, toute idée d'ancienneté.

5• *Hépatisation brune*, avec la couleur franche, ayant envahi un lobe tout entier ou la moitié des deux, avec marbrures noires et jaunes (lésion la plus commune). Sur toutes les parties découpées du tissu altéré, c'est la couleur rouge foncé, la contexture grenue, cassante du foie, mais avec des taches jaunâtres plus ou moins étendues, constituées par des dépôts de matière fibrineuse qui tranchent sur le fond, sont peu consistantes et promptes au ramollissement. Les tissus cellulaire interlobulaire et sous-pleural sont infiltrés.

6° *Pleurésie avec épanchement* plus ou moins considérable et fausses membranes de couleurs variées. Elle peut exister avec toutes les nuances de lésions du poumon ; pourtant elle s'unit plus volontiers à la troisième, et surtout à la dernière.

L'injection plus ou moins vive du feuillet viscéral et des médiastins n'est pas du tout affaiblie par les lavages. Les fausses membranes, vulgairement appelées *omelette*, en filaments ou en flocons, forment souvent une enveloppe aux parties affectées du poumon et couvrent complétement la plèvre à cet endroit. L'épanchement, parfois très-peu abondant, de 4 ou 5 litres peut s'élever à 25 ou 30 litres. Il est trouble, jaunâtre, rougeâtre, quelquefois tout à fait brun comme du sang corrompu, et alors en petite quantité (1). La mauvaise odeur du liquide ne vient que de l'ulcération d'une cavité de ramollissement qui a écoulé ses produits dans la poitrine, ou de la terminaison gangréneuse. Dans le cas où la maladie s'est prolongée, les flocons fibrineux ont pris la forme globuleuse et constituent des poches ou kystes plus ou moins gros, dans lesquels se trouve du liquide de différentes couleurs, et quelquefois même de la matière purulente.

Plus tard encore la plèvre et les fausses membranes ont la même couleur rouge et la même arborisation.

Les lésions tout à fait chroniques des plèvres qui attachent quelquefois les poumons aux côtes, se présentent sous forme de ligaments ronds ou de bandelettes résistantes qui, en se brisant, laissent longtemps leur trace sur le poumon. Enfin, nous devons constater qu'il n'existe aucun rapport entre les quantités respectives de liquide, de fausses membranes et le degré inflammatoire de la plèvre.

7° *Terminaison gangréneuse* de la pneumonie avec ou sans vieilles lésions.

1° Lorsque la gangrène se met au poumon, il est, le plus ordinairement, à l'état d'hépatisation brune avec taches jaunes ou noires. La décomposition procède toujours des points les plus bruns et de ceux où est accumulée la matière jaunâtre.

Ici le ramollissement commence, là il est complet. Le produit liquide couleur lie-de-vin se trouve dans les bronches. Ailleurs, toutes les nuances sont confondues dans une bouillie brune, épaisse, horriblement infecte. Le tissu pulmonaire est détruit jusqu'aux cloisons que forme le tissu cellulaire interlobulaire infiltré. Ces phénomènes se passent sur un ou sur les deux lobes. La lésion peut

---

(1) Ce liquide sans odeur se distingue du sang en ce qu'il ne se coagule pas et laisse au fond de l'hématomètre un dépôt sans cohésion formé de petits fragments fibrineux en suspension.

être limitée au tiers, au quart d'un des lobes, ou même disséminée dans les lobules, et entraîner la gangrène sur des animaux dont l'état général ne laissait rien à désirer, peu de temps avant la maladie. Cette fin malheureuse vient à toutes les lésions signalées, mais plus particulièrement encore à celle du rouge clair, qui se réduit en liquide roussâtre, infect ; seulement, ici, les cloisons cellulaires sont moins prononcées.

2° Lorsque la gangrène a lieu sur le poumon atteint de vieilles lésions, souvent sa couleur est verdâtre ou sa teinte plombée.

Les vaisseaux de la plèvre sont noirs, bleus, et le liquide épanché n'est pas moins infect que dans le premier cas. Cependant, il est encore possible de distinguer les points affectés, à leur aspect ou à leur consistance. Les parties saines ont conservé leur teinte et leur élasticité ; les parties malades, dures, ordinairement plus saillantes, sont aussi quelquefois molles et déprimées, recouvertes d'une couche mince de fibrine collée à la plèvre. Le doigt s'y enfonce, et la dépression persiste. Une longue incision du bistouri met tout à découvert. Les parties hépatisées, les plus voisines du mal primitif, sont les unes en voie de ramollissement, les autres déjà creusées de cavités irrégulières, ayant pour parois le tissu grenu qui se dissout, les cloisons déjà signalées, et un liquide infect à l'intérieur.

Les vieilles cavernes, tapissées par une fausse muqueuse brune ou bleuâtre, lisse, quelquefois doublée de tissu fibreux, contiennent une substance caséeuse, plus molle à la circonférence, jaunâtre ou roussâtre, fortement odorante.

On y trouve aussi des débris de tissu pulmonaire macéré par la suppuration, sans avoir passé par l'état induré. Ils sont en masse plus ou moins grosse, sous la forme d'une matière grisâtre à l'extérieur, encore nuancée sur la coupe, molle, comme glutineuse, enlacée dans les ramifications vasculaires, ou presque complétement isolée et flottante (1). Les mêmes cavernes, tapissées par leur membrane, ont des espèces de canaux qui vont dans différents sens, à travers le tissu sain. Elles sont tantôt dilatées, tantôt resserrées, humectées de matière mucoso-purulente.

Enfin, dans quelques cas, la lésion récente est très-peu étendue, et la gangrène part d'une lésion ancienne très-circonscrite.

Nous avons cru devoir insister sur le cas de concomitance des lésions aiguës et chroniques, parce que c'est une des principales causes de la terminaison gangréneuse.

Il reste à dire quelques mots sur l'état du cœur et sur l'altération consécutive des ganglions bronchiques.

Le cœur, parfois assez gros, affaissé, est flasque, ses fibres semblent plus pâles. Dans ses cavités se trouve du sang noir en boue avec des caillots blancs rares. d'autres fois solides et très-abondants. Enfin, il peut ne contenir aussi qu'une petite quantité de sang bulleux ; et l'on voit aux points d'attache des colonnes valvulaires des taches noires plus ou moins étendues. L'inflammation du péricarde est rare. On la reconnaît à l'injection évidente de la séreuse, à l'épanchement un peu trouble et aux fragments fibrineux.

Les ganglions bronchiques, bruns, très-friables, sont gonflés par de la sérosité rougeâtre et entourés d'infiltration citrine.

Souvent ils se réduisent d'eux-mêmes en putrilage, qui s'écoule en liquide lie-de-vin par la section de leur enveloppe celluleuse.

En somme, les désordres de la poitrine, dans quelques cas de mort accidentelle, sont rares et peu accusés ; mais ils sont le plus souvent très-variés, plus ou moins étendus

---

(1) Des chevaux de *quatre ans* (cela est à bien noter), qui succombent après sept ou huit jours de maladie aiguë, laissent voir les poumons complétement minés, à moitié détruits, ne conservant que les vaisseaux, les bronches et la plèvre, sans porter à la peau la moindre trace d'anciens révulsifs.

aux poumons et aux plèvres. Si l'inflammation n'est pas toujours bien franche, elle n'en est pas moins incontestable en présence de l'exsudation, et de l'injection des plèvres, de l'hépatisation réelle avec ses nuances, ses maculations et ses tendances à la gangrène, trop fréquemment occasionnée par de vieilles lésions.

Cavité abdominale.

Les lésions trouvées dans l'abdomen, moins nombreuses d'abord, ont aussi moins de variétés.

A. — En cas de mort à la suite de l'état de fièvre générale plus ou moins prolongée, l'intestin rapetissé, avec quelques resserrements, pâle, ne laisse voir à l'extérieur qu'une légère teinte violacée peu répandue. La muqueuse du grêle, sans injection, a sous elle quelques taches noires circonscrites, et à sa surface des érosions superficielles, à forme allongée, bien rares, couvertes d'une couche de mucus.

Cette lésion, peu distincte, se trouve sur les plis de la muqueuse, et l'on ne découvre absolument rien à l'endroit des plaques de Peyer et de Brunner.

Le gros intestin est presque vide ; sa muqueuse peut aussi présenter quelques rougeurs partielles.

En même temps que ces lésions, se trouve aussi au poumon un peu d'inflammation lobulaire, qui semble s'être produite très-peu de temps avant la mort.

B. — Dans le second cas, les lésions ne sont pas beaucoup plus prononcées.

Le gros intestin est distendu par des gaz ; le grêle recoquillé sur lui-même. Les deux reflètent, surtout le premier, une teinte violacée, plus vive au cœcum. L'injection est plus apparente au point où les vaisseaux se bifurquent sur l'intestin grêle et à celui où ils longent le gros.

Dans le cœcum, les matières sont liquides, et plus ou moins sèches au repli pelvien du côlon. La muqueuse, trempée dans l'eau, garde une couleur rosée bien évi-

dente, plus ou moins foncée sur quelques parties res-
treintes, sans épaississement ni infiltration.

Dans l'intestin grêle, la muqueuse a sur quelques points
une teinte rosée, sous un mucus roussâtre; mais ce dernier est ordinairement jaune, plus ou moins épais du côté
de son origine.

Quelquefois aussi la membrane a une teinte bleuâtre,
ardoisée, sans injection, se déchire facilement et répand
une mauvaise odeur.

Ces quelques lésions peuvent coexister avec celles de
pneumonie limitée ou étendue.

Mais on ne constate rien de particulier aux glandes de
Peyer et de Brunner; leur ouverture semble un peu dila-
tée, voilà tout.

C. — Quand les lésions principales se sont produites du
côté de l'intestin, sa couleur est devenue presque unifor-
mément violette, par l'effet de l'injection extérieure et
par le rapprochement des ecchymoses. C'est toujours sur
le gros que l'inflammation est le plus prononcée. Le grêle
n'est affecté ordinairement qu'à quelques anses. Cependant, dans certains cas, les traces inflammatoires s'éten-
dent sans interruption de la bouche à l'anus.

La muqueuse du gros intestin, presque partout d'un
rouge assez foncé, quelquefois brune, est épaissie, infiltrée, plus friable.

On remarque au cœcum quelques ecchymoses, de petits
plis plus pâles à leur sommet, comme si l'épithélium de la
muqueuse avait été enlevé. Ce sont quelquefois des ulcérations véritables, toutes de même dimension, très-régu-
lièrement circonscrites, à côté de taches brunes de même
couleur, ayant la forme lenticulaire, qui blanchissent au
point central ou se foncent sans s'ulcérer. Cette lésion de
la muqueuse, plus ou moins commune, constatée en juin
ou juillet, semble tout à fait étrangère à l'affection présente, et marque les gîtes de petits vers intestinaux en-
roulés sur eux-mêmes. Les matières, unies à des gaz in-
fects, sont liquides au cœcum; dures, pelotonnées au cô-

lon ; parfois véritablement desséchées au repli pelvien, et toujours plus rougeâtres à leur point de contact avec la muqueuse. Enfin, dans la portion flottante, elles s'entourent d'une couche graisseuse ou se mêlent à des débris muqueux blanchâtres. Dans quelques cas, elles sont jaunâtres, liquides partout, et d'une odeur repoussante.

L'intestin grêle rétracté est assez dur sous la main aux endroits les plus colorés.

L'injection, très-prononcée sur certaines portions, n'a pas de régularité dans ses limites, et ressemble en cela aux zones inflammatoires intérieures plus ou moins vives. La muqueuse peut avoir une couleur rouge très-foncée, de l'infiltration sous elle et beaucoup moins de cohésion. Ses plis uniformes, sous la rétraction de la charnue, lui donnent un peu l'aspect d'une cotte de mailles.

On remarque sur elle quelques taches rouges ou brunes : les premières dues à de l'injection fine ; les autres, moins bien circonscrites, résultent d'épanchements sanguins.

Nous y avons trouvé aussi, dans quelques cas rares, des ulcérations particulières, larges comme des pains à cacheter, isolées, très-saillantes, en forme de gros boutons (1), avec matière jaunâtre, rouges d'une injection qui s'enfonce dans l'épaisseur un peu augmentée de la muqueuse. Cela se voit d'une manière distincte sur les plans d'incision du bistouri. Cette lésion a été rencontrée dans les parties les plus rapprochées du duodénum, du côté opposé aux follicules muqueux, restés parfaitement sains (2).

L'estomac ne contient guère que du liquide aigre où flottent quelques brins de fourrage mal broyés.

Au sac droit, la muqueuse se montre à l'état normal, quelquefois rouge, un peu épaissie, plus facile à détacher de la charnue, dont elle peut être séparée par de l'infiltration.

---

(1) D'une certaine analogie avec ceux qui se produisent assez souvent sur la pituitaire des chevaux de remonte.

(2) L'inflammation du tissu pulmonaire, sur les mêmes cadavres, se trouvait d'ailleurs très-nettement accusée.

D'autres fois elle est blanchâtre, sensiblement ramollie, sous un mucus condensé, un peu brun, qui reste en partie collé aux aliments.

La rate, molle, ne change pas beaucoup de volume, ni de couleur. Sa boue varie du rouge au brun, et même au noir. Les bosselures, plus foncées sur la coupe que le reste de l'organe, rares sur les animaux morts sans gangrène, n'existent pas toujours avec elle.

Le foie, affecté dans sa couleur et sa consistance, nous a présenté quelquefois une hypertrophie et un ramollissement infect au bord inférieur du lobe droit.

Les reins, sans fermeté, tombent assez vite en détritus grisâtre, comme tous les organes vasculaires, par la décomposition cadavérique. Cependant, dans le bassinet, se trouve du mucus puriforme et quelquefois des caillots sanguins.

La vessie, contractée ou modérément pleine de liquide jaune foncé, filant, parfois sanguinolent, où flottent quelques caillots bruns, ne présente des traces de rougeur qu'à son col et vers le fond.

Les ganglions mésentériques, plus rouges, parfois assez fortement hypertrophiés, sont plus ou moins friables. Quand l'inflammation du côlon a été vive, ils sont entourés d'infiltration et maculés de taches brunes.

Le sang qui s'écoule sous l'entérotome forme partout des taches noires sur l'intestin, et ce dernier laisse promptement voir des lividités.

Ainsi, les désordres constatés sur l'intestin se réduisent quelquefois à une coloration extérieure rosée du gros et de quelques fractions du grêle, à des érosions douteuses, à des plaques rouges d'injection et à quelques épanchements sanguins.

Mais le plus souvent l'inflammation y est bien accentuée, principalement sur le gros ; il y a la rougeur de la muqueuse, son infiltration et sa friabilité.

Les ulcérations véritables, très-rarement rencontrées.

sur les premières portions de l'intestin grêle, sont en dehors des follicules muqueux.

Cavité crânienne.

Les lésions du système nerveux, constatées sur les animaux morts de la complication cérébrale, ne sont pas les moins importantes. Leur fréquence d'ailleurs, en certains cas, nous oblige à ne pas les séparer des autres.

La peau de la tête est ordinairement excoriée. Entre elle et les os du crâne se trouvent de l'infiltration et des ecchymoses, qui accusent les chutes et les contusions.

Les sinus veineux, dont le cerveau est entouré, sont pleins de sang noir. Les vaisseaux de l'arachnoïde se montrent plus ou moins injectés. La teinte du plexus choroïde est quelquefois violette comme les feuillets de l'arachnoïde sur quelques points.

L'un des lobes se montre parfois sensiblement ramolli. Sa substance grise est plus colorée et la blanche piquetée de rouge ou sablée. Les différences sont très-faciles à saisir par la comparaison de la partie affectée avec le reste du lobe ou l'ensemble de l'organe.

Assez souvent il existe aussi entre le feuillet fibreux de la dure-mère et la séreuse une infiltration jaune, d'une épaisseur variable, parfois même interrompue, qui sépare les deux lames et donne à la première une teinte jaunâtre très-remarquable. D'autres fois, on y constate, en certains endroits, une arborisation très-vive et de véritables épanchements sanguins.

La partie du cerveau qui correspond à ces ecchymoses et à cette injection, est dans un état de ramollissement partiel à peu près complet. Il y a une réduction de la substance grise en bouillie lie de vin, des décollements de circonvolutions entre elles et entre la substance blanche. Nous y avons vu de petits dépôts purulents, d'une couleur verte, très-distincts. La substance blanche, jusqu'à une certaine profondeur, est tachetée de noir avec un reflet jaunâtre marqué.

Le fond des ventricules, dans ces derniers cas, est beaucoup plus pointillé ; le plexus choroïde épaissi, plus rouge, surtout dans la partie qui se dérobe sous les corps striés, est quelquefois infiltré.

Le liquide épanché, jaunâtre ou rosé, est moins transparent et en plus grande quantité.

Ainsi, sur le cadavre des animaux morts de la maladie d'installation, on trouve des lésions inflammatoires plus ou moins prononcées, dans les enveloppes du cerveau et dans l'épaisseur du cerveau lui-même.

Elles ne sont pas aussi faciles à saisir sur la moelle, en cas de paralysie du train postérieur.

En résumé, les lésions matérielles, anatomiques, trouvées dans la poitrine, l'abdomen et le crâne, réellement inflammatoires, par leur variété, leur étendue, leur intensité ou leur durée, suffisent presque toujours pour expliquer la fin des malades. Quand par hasard elles manquent ou se montrent peu appréciables, rien, sans doute, ne s'oppose à ce qu'on attribue la mort à l'altération du sang. Mais, avant d'admettre que celle-ci est primitive, ne faudrait-il pas d'abord la bien déterminer?

TRAITEMENT

1° *Moyens préservatifs.*

Tant que la cause intime, la cause réelle du mal ne sera pas éclaircie, je ne vois guère la possibilité d'en préserver les chevaux neufs. Cependant, comme il est admis en principe que les changements brusques d'habitudes et les influences extrêmes sont au moins pour quelque chose dans l'extension ou le développement de la maladie; comme il est à peu près avéré aussi que certaines circonstances contribuent à rendre l'affection plus grave et plus répandue : enfin, puisque nous avons appris nous-même, par expérience, qu'il pèse sur les chevaux qui entrent au corps comme une influence malfaisante ; rien ne semble donc plus rationnel que de ménager les transitions, et de chercher à contrebalancer, par des précautions et des mesures hygiéniques modérées, tous les effets apparents du changement de condition, jusqu'à ce que les chevaux de remonte se soient faits aux habitudes régimentaires.

Notre devoir aussi est de concentrer tous nos soins sur eux, pour amoindrir les ravages de la maladie, si cela est possible, et n'avoir au moins aucun reproche à craindre ou à nous faire, quand viendra le moment de payer le tribut.

Lorsque les chevaux neufs restent à la remonte, il n'est pas trop difficile de bien régler leur régime et leur service. Chaque détachement, après une revue attentive, se trouve séparé en deux catégories selon l'âge, la force et l'état de santé. Dans la première, sont classés les chevaux susceptibles de commencer leur instruction ; dans l'autre, les sujets malingres et trop jeunes, manquant de force et d'embonpoint.

La ration d'avoine est toujours un peu diminuée en arrivant, surtout si les chevaux sont de petite taille, et la paille en partie substituée au foin. Les chevaux qui toussent, jettent un peu, ont les crottins secs et durs, qui rebutent sur l'avoine ou le foin, reçoivent à un ou deux repas, pendant quelques jours, de la farine d'orge, et ils sont mis tout à fait à la paille.

Plusieurs reçoivent en outre un peu de miel et des boissons blanches tenant du sulfate de soude en solution. Les barbotages généraux ne sont mis en usage que quand il y a, parmi les chevaux d'une même catégorie, un certain nombre de sujets indisposés ou souffrants. Le vert se donne aussi en petite quantité, à peu près dans le même cas. Mais jamais nous ne forçons la ration des chevaux un peu lents à se faire ou à se mettre en état.

Le travail des chevaux, pendant les deux premiers mois, se borne à de simples promenades.

Ils sont sellés d'abord, puis bridés, conduits au pas et

au trot. L'instruction commence par une ou deux manœuvres très-courtes par semaine, afin de ne pas causer
aux chevaux trop de tracasseries ni de fatigues. Toutes
les fois que le service général le permet, les jeunes chevaux font deux promenades.

Le séjour prolongé à l'écurie est peut-être une des
circonstances fâcheuses qu'il importe le plus de faire cesser. En sortant davantage, les chevaux neufs sont moins
sensibles aux influences du dehors, beaucoup plus gais;
et tout en se délassant d'une stabulation assez prolongée,
ils prennent un exercice favorable à toutes les fonctions.

La propreté des écuries doit être aussi complète que
possible et leur température entretenue dans un juste
milieu. Il faut permettre le renouvellement de l'air, en
évitant les grands courants, en toutes saisons. Durant
la mauvaise, les chevaux ont besoin d'être couverts, au
moins dehors, et bouchonnés avec les plus grands soins,
à la rentrée des promenades ou des instructions.

Les saignées, dites de précaution, de 2 à 3 kilog., ne
sont pratiquées que sur les chevaux dont le développement
est rapide, qui ont l'œil jaunâtre, un peu de mollesse ou
de ralentissement d'appétit. Elles sont incapables de
nuire et peuvent ralentir la marche de l'affection qui doit
arriver.

Dans toutes les recommandations d'hygiène générale,
il y a peut-être un peu de superflu, à notre sens, pour
les chevaux faits ; mais nous ne trouvons rien de trop
minutieux, quand cela s'applique aux chevaux neufs,
puisque, en s'y conformant le mieux possible, on ne réussit
pas encore à les mettre à l'abri du mal.

L'examen d'une des premières parties de la question
nous a fait constater que les chevaux maigres, chétifs,
mal faits, ont beaucoup de peine à se relever des atteintes
de la maladie ; que les plus jeunes y sont le plus sujets
et le plus grièvement frappés ; que ceux qui ont de
vieilles lésions au poumon sont voués à une mauvaise
fin ; enfin que la maladie est toujours plus grave après

les grands achats ou tout au moins plus difficile à guérir ; on pourrait peut-être baser là-dessus deux grandes règles d'économie administrative :

1º N'acheter que des chevaux forts et bien conformés en plus petit nombre, en les payant plus cher, de cinq, six ou sept ans, et ne les envoyer dans les corps qu'après cinq ans accomplis.

Les chevaux neufs fournis par les dépôts de remonte en 1854 étaient généralement médiocres, presque tous au-dessous de cinq ans. Tandis que ceux provenant de la remonte éventuelle de Paris, faite l'année suivante, payés 2 à 300 francs de plus, se sont trouvés bien meilleurs. Ce qui donne à penser que, faute d'un prix rémunérateur suffisant, un grand nombre de bons chevaux restent dans le commerce ou ne peuvent venir au corps sans qu'un certain nombre de sujets médiocres soient admis avec eux.

2º Faire des achats plus réguliers, dans l'intérêt de la production d'abord, pour éviter aussi ces épizooties qui entravent tout le service et donnent lieu en outre à des pertes, plus ou moins considérables, en rendant impossible la pratique des règles hygiéniques indiquées plus haut et en diminuant beaucoup les chances heureuses du traitement.

Malheureusement, il y a des nécessités auxquelles il faut se soumettre, et je n'en connais guère de plus impérieuse que celle qui commande la mise sur le pied de guerre.

Voici pourtant quelques mesures à prendre au moment des grandes remontes ; nous les proposons après en avoir obtenu nous-même des résultats satisfaisants.

La première consiste à mettre ensemble, à la gauche des escadrons ou batteries, les chevaux qui arrivent. Quoique âgés de cinq ans, ils ne sont jamais en état de faire un service immédiat.

Ce classement permet déjà de modifier un peu, sans trop de difficulté, le régime alimentaire de ceux qui auraient besoin d'un léger changement. Mais il a surtout l'avantage de rendre beaucoup plus facile la surveillance qui leur est toujours nécessaire.

En sorte que le vétérinaire peut constater lui-même, dès le début, la maladie que les autres personnes ne sont pas en état de reconnaître à ce moment.

La seconde est, durant la mauvaise saison, de reporter sur les chevaux faits, s'il en reste, tous les travaux et les exercices pénibles ou dangereux, tant que la maladie n'a pas fait son invasion ; et cela est bien plus important encore au moment critique. Alors il est même utile, pour diminuer la gravité des coups du mal, d'interrompre, si cela se peut, tous les travaux demandés aux chevaux neufs de la provenance attaquée et de ne faire que des promenades. En donnant anx chevaux faits un supplément de nourriture, pris sur le superflu des malades, ils peuvent sans le moindre danger pour eux fournir quelques manœuvres de plus, surtout si on a le soin de les abréger un peu. De cette manière le service ne sera suspendu ou en souffrance que pendant peu de temps, à moins que la remonte n'ait été très-importante et d'une durée de quatre à cinq mois.

Enfin, au milieu de ces conditions si inquiétantes pour sa responsabilité, le vétérinaire a besoin d'un local suffisamment spacieux, où tout cheval qui refuse les aliments, tousse, jette, a des coliques ou ne marche pas, devra être mis en observation. C'est le seul moyen de suivre ces animaux, de leur donner facilement les soins nécessaires et de saisir, tout à fait au début, la maladie dont ils sont menacés.

Nous n'avons pas fait autrement pour les chevaux de la remonte éventuelle de Paris en 1855, mis tous en service le lendemain de l'arrivée ; et cependant la maladie s'est montrée sur eux moins grave et moins meurtrière. Ce résultat avantageux, dû sans doute en partie à la bonne qualité des chevaux, dépend peut-être un peu aussi des soins qu'il nous a été permis de leur donner.

En résumé, nos moyens préservatifs, en temps ordinaire, se réduisent à assurer la transition dans le régime et dans le service, à donner aux chevaux neufs un exercice suffisant et de l'air en évitant bien les refroidissements de toutes sortes.

Ils consistent aussi dans la pratique de petites saignées aux moindres indications. La principale mesure peut-être serait d'acheter des chevaux plus âgés, meilleurs et d'une manière plus régulière, si cela était possible.

2° *Moyens curatifs.*

La question du traitement, la plus importante après celle qui précède, n'est pas la moins controversée : cela s'explique déjà par ce que nous avons dit, et de l'état des malades, et des lésions trouvées sur le cadavre. La tendance presque générale des vétérinaires à systéma-tiser leur médication, lorsqu'un grand nombre de sujets se trouvent affectés à la fois, n'a sans doute pas été la moindre cause des divergences dans le traitement. Les uns ont pris pour l'expression vraie de la maladie le sens le plus tranché sous lequel elle s'est accidentellement produite à leurs yeux. D'autres, au contraire, ont trouvé la physionomie de l'affection bien mieux accusée par l'ensemble des lésions et des symptômes observés. Ajou-tons encore que, comme les faits, vus dans leur ensemble, ne se présentent pas constamment de la même manière, il n'est pas étonnant que ceux qui les ont consciencieuse-ment pris pour base de la thérapeutique, tout en tenant compte des cas particuliers, ne se soient pas non plus toujours trouvés parfaitement d'accord entre eux sur la véritable interprétation des phénomènes morbides.

Pour nous, l'affection est très-complexe : les solides surtout et les liquides y semblent intéressés.

Elle atteint des animaux à divers états, avec plus ou moins de violence, en se portant principalement sur les cavités thoracique et abdominale.

Le poumon et l'intestin sont enflammés dans une plus

ou moins grande étendue. Il y a une certaine tendance
des tissus à la décomposition.

La fonction nerveuse elle-même, comme paralysée,
éprouve, pendant le cours du mal, des exacerbations bien
marquées, suivies de lésions évidentes sur le cerveau et
ses enveloppes.

Les éléments sont donc très-variés et le choix des
moyens curatifs plus ou moins embarrassé, dans le genre,
le système de traitement ou dans le groupe des agents
d'une même médication. Nous allons faire connaître tous
les moyens thérapeutiques, indiquer l'ordre et la règle
de leur emploi, suivant les divers degrés du mal, marqués dans notre description, et nous aurons soin de
signaler les effets qu'ils semblent produire.

Antiphlogistiques. — *A.* Le début de l'affection sous
la forme de fièvre générale, qu'elle soit ou non suivie
de lésion organique, demande par cette indécision même
les médications antiphlogistique et révulsive.

La saignée se présente donc en première ligne ; quand
on la pratique, dans ce cas, il est très-facile de constater
un ralentissement bien apparent dans le cours du mal.
On ne peut pas objecter que celui-ci n'a fait que suivre
une marche régulière, car, après ce temps d'arrêt bien
marqué, les signes morbides reparaissent.

La quantité de sang à retirer dépend surtout de l'état
du sujet, du degré de coloration des muqueuses, de la
force du pouls.

On peut commencer par 2, **3**, 4 kilogr., et même 5, si
le cheval vous semble très-sanguin, puis la répéter au
cas où le mal reprend, se continue, s'exagère, et la faire
nn peu plus petite que la première.

Toutes les fois que ces simples moyens suffisent, nous
nous demandons si l'animal était bien réellement atteint
d'une affection qui, à certains moments, emporte les
malades avec une si grande impétuosité. Cependant leur
utilité ne peut être contestée, en voyant la nature inflammatoire, les complications successives, les lésions évidentes

du mal sur des sujets que leur état médiocre ou leur faiblesse apparente avait empêché de saigner et qui succombent.

Révulsifs. — Pour arrêter plus sûrement la marche de la maladie ou pour faire diversion, nous avons recours aux agents révulsifs. Un séton animé est ordinairement passé au poitrail. Depuis 1858, nous n'avons pas eu un seul accident gangréneux, et plusieurs de nos confrères qui les multiplient sur les côtes, disent n'en avoir jamais vu non plus.

Nous appliquons en même temps le sinapisme à l'endroit du corps le plus voisin des organes intérieurs intéressés. La tuméfaction qui en résulte nous renseigne sur le dégré de gravité du mal. Mais il faut surtout bien tenir compte de cette espèce de réveil des animaux affectés, qui se produit alors et se maintient souvent jusqu'à l'issue heureuse de la maladie. La durée du contact de la moutarde avec la peau doit varier entre huit, dix et douze heures.

Quand l'effet local est jugé satisfaisant, on la remplace par un cataplasme ou un simple bandage matelassé.

La guérison vient le plus ordinairement après l'usage de ces deux moyens principaux.

B. Cependant lorsque l'affection organique est assez avancée sur le poumon ou du côté de l'intestin, ce sont encore les saignées et le sinapisme : mais ici la médication révulsive doit être plus puissante, bien proportionnée à l'étendue, à la gravité des désordres et surtout au degré d'abattement.

Au lieu de placer un cataplasme sur la région tuméfiée par la moutarde, il faut y enfoncer le bistouri plusieurs fois et faire à droite et à gauche deux ou trois ouvertures assez écartées sur les points qui correspondent aux organes lésés. On ne doit pas négliger l'écoulement du sang veineux ainsi obtenu ; nous le facilitons ordinairement par des ablutions tièdes. Car, selon nos remarques, c'est surtout après cette saignée locale que s'accuse l'amélioration dans l'état du malade.

Pour mettre ensuite l'animal à peu près complétement à l'abri de l'accident qui se produit parfois au sein des tissus traversés par le séton, nous enfonçons des fers chauffés à blanc dans les solutions de continuité, jusqu'à ce qu'il ne sorte plus de sang par les ouvertures. Ce moyen active et prolonge en même temps la durée de la médication révulsive.

Si l'affection persiste ou si dans son cours le mal change de route, pour se porter, par exemple, du poumon sur l'intestin ; dans le cas encore où il s'accentue davantage sur les deux systèmes; nous avons recours à d'autres révulsifs dont les heureux résultats se voient quelquefois tout de suite. Les saignées, à ce moment, seraient sans efficacité et ne pourraient guère avoir que des conséquences nuisibles.

Le vésicatoire est mis alors en frictions, à droite ou à gauche de la poitrine, si le mal y est percevable, toujours des deux côtés en cas de doute ou d'intensité bien marquée de la maladie.

L'huile de croton tiglium délayée dans l'huile d'arachides, employée en frictions au bas des flancs, en cas d'entérite, produit le meilleur effet.

C. Sous la forme grave enzootique, ce sont toujours les mêmes agents à mettre à contribution.

Seulement il faut les appliquer sans retard, presque tous en même temps, et insister particulièrement sur les révulsifs.

Ici surtout, la saignée doit être bien mesurée. On se réglera sur l'état général du sujet, sur le pouls, la couleur des conjonctives, l'étendue appréciable des lésions et un peu sur le caractère du mal reconnu aux autopsies. Il faut même se borner à une seule émission sanguine, dans certains cas de gravité excessive, lorsque la faiblesse du sujet est extrême, que le jet de sang s'interrompt et que les lésions organiques sont peu prononcées.

La première saignée, surtout quand elle a été un peu forte, est quelquefois suivie d'une espèce de défaillance du malade. Il oscille et peut même tomber sur la litière au moment où l'on ferme l'ouverture de la veine. D'autres fois seulement les flancs se mouillent de sueur et sont plus agités. On ne doit pas trop s'alarmer de ces petits accidents qui viennent après une perte de 2 ou 3 kilogr. de sang, car une seconde saignée, pratiquée le soir même, ne produit plus le même effet sur le malade.

La moutarde est toujours appliquée aussitôt après la première saignée. Il n'y a pas de temps à perdre. La quantité peut être portée à 1 kilogr. au moins. En règle générale, il vaux mieux en mettre davantage et la laisser moins longtemps. Le sinapisme peut rester dix, douze, quinze, vingt-quatre heures même, presque sans résultat ou ne produire qu'un mince engorgement : la peau est épaissie, ridée et le sang ne sortira que très-difficilement par les scarifications. Cependant, en cas de pneumonie, pour atteindre les ramifications vasculaires qui se rendent à la veine de l'éperon, ou les affluentes des scrotales, en cas d'entérite, il suffit de regarder avec un peu d'attention à la limite de l'endroit touché par le révulsif ; elles sont assez apparentes et le bistouri, par une légère incision transversale, réussit à ouvrir quelques-uns de ces vaisseaux.

La saignée générale peut et doit être assez large sur les animaux sanguins, répétée une ou deux fois, en suivant la règle de décroissance indiquée par les meilleurs praticiens vétérinaires, 5, 4, 3, 2 kilogr. Et dans tous les cas, il faut s'efforcer d'obtenir les saignées locales aux régions indiquées, en prenant, s'il est possible, avantage sur le mal dès le début.

Les cautères, au nombre de six ou huit, doivent encore être employés, les vésicatoires mis sur les côtes, l'huile de croton appliquée aux flancs : les premiers plus pénétrants, les autres plus étendus, tous plus vite.

Diurétiques. — En cas de *pleuropneumonie*, il n'y a

pas autre chose à faire au début que l'application de vésicatoires à droite et à gauche du thorax, des saignées peut-être un peu plus petites ; mais il faut ajouter au traitement les diurétiques.

Leur emploi peut avoir lieu de différentes manières : le nitrate de potasse donné à la dose de 25 à 30 grammes se met dans les boissons. L'oxymel scillitique en très-petite quantité s'unit au miel et s'emploie surtout en frictions sur les régions costales dépouillées de leur épiderme par l'effet de vésicatoires volants.

Pour prolonger la médication révulsive, il faut, quand le vésicatoire est éteint, en replacer un à côté, en changeant la substance vésicante pour éviter les accidents dus à l'absorption. L'huile de croton exige plus de précautions encore sur les côtes qu'au bas des flancs.

Sédatifs. — Contre les *symptômes nerveux* ou *frénétiques* on peut essayer les narcotiques en petite quantité ; quelques grammes d'extrait d'opium dans les électuaires adoucissants et deux ou trois lavements un peu laudanisés.

Quand le mal prend le caractère *vertigineux*, il faut absolument recourir aux révulsifs.

Nous avons souvent obtenu des effets immédiats de l'emploi de l'huile de croton en frictions aux fesses.

Il est vrai d'ajouter que le cours du mal, momentanément entravé par ce moyen, peut reprendre le dessus et emporter le malade.

Cependant plusieurs cas de guérison peu espérée ne peuvent être attribués qu'à l'efficacité de ce moyen énergique. Dans cette circonstance encore, nous faisons l'amputation de quelques vertèbres coccygiennes, en ayant soin de cautériser fortement l'extrémité du tronçon après avoir obtenu un petit écoulement sanguin.

On doit toujours alors mettre autour de la tête un bandage matelassé, humecté de solutions astringentes froides, rempli de neige ou de glace pilée, facile à maintenir, en laissant deux ouvertures pour passer les oreilles.

Il est utile aussi d'entourer d'étoupes la partie supérieure du licol qui blesse assez souvent les chevaux à la nuque.

Dans quelques cas désespérés, contrairement à la règle, nous avons passé à l'encolure quatre sétons animés avec le vésicatoire et souvent humectés de teinture de quinquina. Un seul sujet a guéri, sans la moindre menace de gangrène, mais la suppuration a été très-lente à s'établir.

Antiputrides. — Aussitôt que la maladie simple ou compliquée semble vouloir finir par la *gangrène*, ou toutes les fois que vous la redoutez, il faut avoir recours aux toniques antiputrides de toutes sortes, solides et gazeux, en fumigations aromatiques ou en électuaires de quinquina, sous forme de poudre et d'extrait.

Malheureusement quand les malades en laissent voir le premier symptôme positif, il est presque impossible de les sauver. La seule mesure vraiment utile alors consiste à écarter des autres chevaux celui dont le poumon se gangrène.

Toniques. — La médication tonique qui vient de trouver son emploi, à la vérité sans beaucoup de chances de succès, aux dernières périodes de la maladie, a dû être essayée avant que le sujet soit arrivé à cet état désespéré, pour augmenter les chances avantageuses de ce genre de traitement. De là vient que plusieurs vétérinaires indécis comme nous en présence de quelques malades, l'ont généralisée et employée à outrance, à peu près *pour tous les cas* indistinctement. Les partisans de ce système conseillent même, d'une manière presque exclusive, les toniques sous toutes les formes, les ferrugineux, les poudres de quinquina et de gentiane, les vins aromatiques, l'acétate d'ammoniaque, jusqu'à l'essence de térébenthine, et ils s'applaudissent tout haut des succès qu'ils en ont toujours obtenus.

Cette médication prend à la vérité pour base la faiblesse extrême des sujets, l'altération du sang qu'ils disent primitive, la tendance plus ou moins marquée des tissus à la décomposition ; et son but est de venir en aide à l'action vitale. Mais nous doutons fort que l'influence des moyens employés soit assez prompte et celle de plusieurs d'entre eux assez positive pour produire ce résultat désirable.

Voici cependant les cas où cette médication peut être utile et en même temps les agents les plus capables de la faire réussir, ceux qui présentent le moins d'inconvénients.

Quand la maladie s'accuse par une simple fièvre générale, avec faiblesse, sans coliques bien accusées et sans lésions du côté de la poitrine, les toniques végétaux surtout peuvent avoir de bons effets.

Durant les convalescences un peu longues, dans le moment où les malades continuent à dépérir, tout en revenant à la santé, nous les donnons avec la plus grande confiance.

Pendant tout le cours de la maladie, nous utilisons aussi quelques agents de la même médication en fumigations aromatiques légères, comme préservatifs de cette terminaison gangréneuse si désolante.

La question se trouve maintenant réduite à savoir si, en cas de lésions du poumon variées comme celles que nous avons décrites et quand l'intestin est enflammé, les toniques peuvent être donnés à l'intérieur. Nous ne le pensons pas. Et, quoi qu'on en dise, nous soutiendrons que les résultats avantageux, qu'on leur attribue en masse, dans les circonstances présentes, ne peuvent être que mauvais et controuvés.

D'abord, tous les breuvages même émollients sont contre-indiqués comme plus ou moins nuisibles aux animaux atteints de maladies de poitrine.

Il suffit en effet de quelques gouttes de liquide tombées dans les bronches pour exagérer singulièrement le mal qu'il s'agit de guérir. Je demanderai ensuite quelle peut être l'action directe, immédiate du quinquina et de l'essence de térébenthine sur la muqueuse rouge et injectée de l'intestin, quand les matières durcies circulent si

difficilement, s'entourent d'une enveloppe de mucus graisseux, parfois sanguinolent, dans leur long trajet (sept
ou huit jours), qui ne s'effectue qu'avec des coliques plus
ou moins violentes ?

Et, dans ce dernier cas encore, l'action dont il est
besoin ici, se fait avec beaucoup trop de lenteur pour
qu'on puisse compter un peu sur elle.

Mieux vaudrait, selon nous, faire usage des toniques-
antiputrides liquides par la méthode endermique; se servir d'alcool camphré ou de teinture de quinquina en
frictions sur la peau. Et nous, partisan des agents anti-
phlogistiqnes et révulsifs, nous avons cru devoir essayer
ce moyen sur les côtés de la poitrine privés d'épiderme
par l'effet des vésicatoires volants, comme cela se fait
pour l'oxymel scillitique en cas de pleurésie.

Nous appelons l'attention de nos confrères sur ce procédé qui permet de mettre à profit, promptement et sans
danger, l'action merveilleuse du quinquina.

Je ne devrais pas parler du chlorure de chaux donné
franchement à l'intérieur par quelques-uns de nos confrères, qui le recommandent aussi dans le cas de pneumonie gangréneuse.

L'action chimique de cet agent, qui n'est nullement
comparable à celle des antiputrides végétaux, ne peut
être utilisée que sur les parties mêmes, en voie de décomposition, et ses effets immédiats ne me paraissent pas
devoir être bien favorables, surtout pour l'intestin.

Désinfectants. — Les chlorures ne peuvent guère servir qu'en fumigations légères, dans les écuries occupées
par un grand nombre de malades et non sous le nez des
chevaux. Les espèces aromatiques, les baies de genièvre,
les résines sont souvent employées aussi dans le même
but, pour combattre l'influence *miasmatique* qui résulte
de l'agglomération.

Dans quelques cas de pneumonie *chronique* avec expec-
toration odorante, nous nous sommes servi de ces moyens,
joints aux vésicatoires volants, pour empêcher la venue de

lésions nouvelles à côté des anciennes ; et quelques animaux ont pu survivre, mais il a fallu les réformer.

En terminant l'histoire des antiputrides, nous devons confesser que si nous les avons administrés, comme tout le monde, dans le cas de gangrène, ce n'est que pour l'acquit de notre conscience et sans espoir du moindre résultat avantageux. Nous verrons tout à l'heure ce qu'il y a de mieux à faire à l'égard des malades qui en sont menacés.

Émétique. — Il reste encore à parler ici de la médication rasorienne. L'émétique a aussi de nombreux partisans.

Plusieurs croient franchement à son influence heureuse, presque infaillible, contre la maladie, et l'emploient à peu près partout. Jamais, je le déclare, cet agent n'a eu sous nos yeux que de mauvais résultats.

Au surplus, les symptômes, de même que les lésions, font voir clairement qu'il doit être exclu du traitement rationnel de l'affection qui nous occupe.

Médications auxiliaires. — Dans le cours de la maladie, quels que soient sa forme et ses degrés, les lavements émollients sont utiles pour faciliter au moins les évacuations. Les électuaires formés de poudre de réglisse, de guimauve et de gomme arabique, par leur action adoucissante directe, peuvent avoir aussi quelques bons effets.

Pour le premier degré, nous donnons le sulfate de soude et le miel, 50 grammes de l'un et 200 grammes de l'autre, pendant les premiers jours.

Pour la seconde catégorie, les mêmes moyens sont encore mieux indiqués. Nous y ajoutons quelquefois, en cas d'entérite, quelques gouttes de laudanum ou d'extrait alcoolique d'opium bien divisé dans le miel. Le bitartrate de potasse, à la dose de 30 à 40 grammes par jour, trouve aussi heureusement son emploi dans ce cas.

Contre la maladie grave avec toutes ses complications, ce sont toujours les mêmes auxiliaires ; le sel de nitre se

joint au sulfate de soude **ou s'alterne** avec le bitartrate
de potasse.

3° *Moyens hygiéniques.*

1° Les chevaux, durant la mauvaise saison, ont **besoin**
de plusieurs couvertures qu'il faut maintenir à l'aide **d'at-**
taches passées en avant du poitrail. Il est très-utile aussi
de changer de temps en temps celle qui touche à la peau
pour la faire sécher et la mettre à l'air.

2° Les bouchonnements vigoureux exécutés sur les
chevaux malades, surtout après les saignées, pendant les
tremblements, les réchauffent et délassent leurs membres
engorgés. Il convient de faire usage de bandes légèrement compressives, lorsque la tuméfaction œdémateuse
est bornée aux régions inférieures.

3° Les malades auront toujours de l'eau blanche devant
eux, en petite quantité, un peu dégourdie en hiver. Il est
très-important de veiller à la propreté des cuvettes-auges
individuelles. Il faut toujours en extraire le barbotage
dédaigné, qui peut, sans inconvénient, être donné aux
convalescents. On aura soin, outre cela, de faire présenter de temps en temps un seau d'eau blanchie avec
de la farine d'orge aux chevaux qui se dégoûtent assez
promptement de boire aux auges.

4° La litière doit être suffisante, sans avoir trop
d'épaisseur, car les chevaux la déplacent et leurs membres s'y embarrassent.

5° Les écuries seront toujours aussi propres que possible.

Il n'y a malheureusement aucun moyen d'empêcher
qu'elles ne soient humides avec les barbotages et les
lavements continuels.

6° Le renouvellement de l'air des écuries qui restent
imprégnées de l'odeur des malades est un point essentiel;
cependant il faut, avant tout, que les chevaux ne souffrent
pas du froid.

7° Le pansage, pendant la maladie, se réduit à des

bouchonnements sur **les membres**. Mais aussitôt que la convalescence **arrive**, le besoin de cette opération n'en est que plus **pressant**. Pour que le sujet soit bien pansé et ne **reste pas** longtemps découvert, il faut le mettre entre les **mains** de deux hommes très-actifs.

8° La promenade, quand les chevaux commencent à se déplacer eux-mêmes sur la litière avec facilité, est fort utile.

Mais cet exercice doit se faire avec beaucoup de précautions ; les sujets sont très-raides, buttent et fléchissent souvent sur leurs membres. Il faut les soutenir, les tourner et les conduire tout doucement pendant quelques minutes, en faisant plusieurs temps d'arrêt.

9° Il faudrait, dans toutes les infirmeries, pouvoir attacher à deux longes les malades, afin de leur permettre de se coucher le plus tôt possible, tout en les mettant dans l'impossibilité d'atteindre avec leurs dents les points sur lesquels les révulsifs ont été appliqués. En cas d'excoriations, leur place reste marquée par des tares ou des cicatrices véritables.

10° A défaut de ce moyen simple, il faut mettre en usage les colliers à chapelet et couvrir, en été surtout, avec de l'huile empyreumatique ou du collodion les parties dénudées par le sinapisme et le vésicatoire.

4° *Mesures en cas d'épizootie.*

Lorsque l'affection se produit sous la forme enzootique ou épizootique, comme cela a toujours lieu à la suite des grandes remontes, il convient alors de prendre à l'égard des chevaux malades certaines dispositions générales qui assurent le bien du service, tout en diminuant ses difficultés.

Maréchal-ferrant de garde. — On établira aux écuries d'infirmerie, s'il n'existe pas, un poste de garde pour un ou deux maréchaux prenant une consigne et relevés comme les gardes d'écurie. Ils sont chargés de surveiller les malades d'une manière continue et de leur donner à des heures déterminées les électuaires adoucissants, les

lavements et le sulfate de soude, dont les doses sont pe-
sées. Ils veillent à ce que les chevaux gardent leurs couvertures et sont chargés de les remettre en cas de chute
ou de déplacement. Ils partagent avec les gardes d'écurie
le soin de présenter souvent à boire aux malades et de
leur donner un peu d'eau blanche dans les auges. Ils re-
cueillent aussi les renseignements qu'ils doivent donner
sur la toux, les coliques, l'appétit de certains chevaux, et
mettent de côté les matières stercorales à consulter.

Cette mesure est tout à fait indispensable, car les anciens cavaliers font défaut à l'infirmerie et les jeunes soldats, qui y sont employés à ce moment, font tout avec ré-
pugnance ou maladresse.

Le maréchal de garde est aussi tout particulièrement
chargé de voir les chevaux qui se couchent ou tombent
de fatigue, de les asseoir, de les remonter sur la litière,
en enlevant les bat-flancs au besoin. Il est là pour aider à
se relever ceux qui éprouvent des difficultés à le faire,
par suite de faiblesse ou de fausse position, et pour qu'on
ne dérange pas ceux qui restent tranquillement couchés et
ne paraissent pas trop souffrir. Enfin, c'est encore lui qui
cure avec soin les pieds des malades, qui fait des asper-
sions d'eau chlorurée, des fumigations aromatiques et
prévient sans retard du moindre accident le brigadier-ma-
réchal ou le maréchal des logis de l'infirmerie.

Classement des malades. — Le vétérinaire, dont la tâche
est alors des plus pénibles, de toutes les manières, classe
ses malades par catégories, en mettant aux meilleures
places et dans les petites écuries les sujets qui sont le plus
fortement affectés.

Les chevaux en bonne voie peuvent aller avec ceux qui
ne sont que légèrement atteints. Il faut placer ailleurs les
animaux presque rétablis. Sa surveillance doit principalement s'exercer sur les derniers chevaux entrés et se prolonger tant que la maladie n'est pas bien décidée, entravée
ou en bonne voie. Le classement indiqué simplifie le travail général, amoindrit les difficultés d'examen, rend les

visites plus fructueuses et permet de régler avec plus de sûreté le traitement des chevaux.

Dans ces circonstances malheureuses, on ne peut pas quitter d'une heure ses malades, il faut passer la plus grande partie de la journée avec eux, les visiter la nuit de temps en temps, s'habituer surtout à voir rapidement le flanc, les révulsifs, la physionomie des malades et flairer les naseaux en jetant un coup d'œil sur le râtelier et sur les auges.

Pansements. — Les pansements, de même que les opérations des chevaux les plus malades, se font *sur place*, avec le concours de cinq ou six maréchaux de semaine. Ils consistent à remplacer les tentes antiputrides dans les cautères lents à suppurer ; à ouvrir avec les ciseaux les grosses ampoules que les révulsifs ont fait naître et à détacher doucement les portions d'épiderme parcheminé qui causent à la peau un certain prurit.

Les chevaux qui peuvent être déplacés sans inconvénient sont conduits à un même endroit recouvert de litière sur laquelle tombent les étoupes imbibées de pus, les lambeaux épidermiques décollés et les poils agglutinés par la matière. Il importe de ne pas trop tourmenter les malades, qui deviennent de plus en plus irritables.

On aura soin de faire graisser les croûtes lentes à s'isoler, au lieu de les arracher, et de panser la partie cutanée découverte avec un peu de teinture d'aloès, de quinquina ou de camphre, en y collant des étoupes finement découpées ou des poudres végétales.

Quand l'opération est terminée, — cela dure quelquefois deux ou trois heures, — la litière et tous les débris de matières organiques sont enlevés et portés tout de suite aussi loin que possible. La place est aussitôt arrosée avec du chlorure de chaux liquide.

Si c'est en été ou dans la belle saison, il faut tâcher de faire son pansement dehors, sur un terrain convenable, un peu éloigné des écuries, en y faisant amener les chevaux successivement et d'une manière très-lente. Le vétérinaire indique aux hommes la manière de soutenir les chevaux, de les faire tourner et de les conduire. En les voyant tous marcher lui-même, il prescrit la durée de promenade qui convient à chacun d'eux.

Régime. — Le régime alimentaire doit être varié et proportionnellement augmenté. Il faut avoir soin de mêler la paille au foin ou au vert, de ne donner l'avoine que par petites jointées avec des carottes, si cela est possible, après avoir rendu les barbotages de plus en plus épais.

Et le classement des malades, dont il a été parlé plus haut, rend ce soin assez facile.

5° Traitement des accidents.

Il ne reste pour finir que le traitement des divers accidents de la maladie.

En cas de *rechute*, il faut diminuer la quantité de nourriture et réappliquer les vésicatoires volants sur les côtes ou au bas des flancs.

L'engorgement *gangréneux* du séton, malgré le débridement du trajet, malgré la cautérisation actuelle et les pointes de feu pénétrantes, malgré l'emploi des chlorures solides ou liquides, enfin malgré l'application du vésicatoire, n'a jamais pu être arrêté. Les malades ont toujours succombé, un peu plus tôt ou un peu plus tard, à cette triste complication.

Quant aux *gangrènes partielles* de la peau, il suffit d'aider les portions de tissu mortifiées à se détacher, de bien graisser les parties lentes à se décoller, d'humecter avec des teintures stimulantes les plaies qui en résultent, de les saupoudrer de charbon et de quinquina, ou d'y mettre un peu d'eau chlorurée. Cela n'a ordinairement pas d'autre suite pour l'animal qu'une tare plus ou moins étendue.

Et cette mortification, tout à fait indépendante du remède, tient presque toujours à la violence du mal qui retarde l'action révulsive, quelquefois au décubitus prolongé sur le sinapisme et dans quelques cas à la compression trop grande du bandage qui le maintient, enfin à la trop longue durée de l'application.

Les *synovites* réclament partout les vésicatoires. Il faut aussi, quand elles ont lieu à la région digitée, ce qui est le plus ordinaire, déferrer le malade sur-le-champ, raccourcir la pince et remettre un fer à éponges nourries ou à crampons.

Lorsque le vésicatoire est éteint, nous employons les frictions de pommade de deutoiodure de mercure répétées et enfin le feu en cas d'insuccès des premiers moyens.

Quelques chevaux qui avaient eu des synovites du jarret ont conservé des éparvins secs. D'autres atteints aux gaînes carpiennes sont restés très-faibles du devant, le genou porté en avant.

En cas de *fourbure*, il faut d'abord s'assurer si le fer ne manque pas un peu d'ajusture, surtout aux pieds plats. Les cataplasmes astringents, les lotions froides, la neige et la glace sont les seuls moyens de traitement.

Le *thrombus*, ordinairement simple, pendant les premiers jours, demande à être traité par les lotions froides et astringentes. S'il persiste, le vésicatoire en fait ordinairement justice. Le mal se résout par un petit abcès extra-veineux.

En cas de phlébite, il faut étendre le vésicatoire sur tout le trajet de la veine enflammée, appliquer ensuite les fondants pour résoudre l'induration, et, s'il survient des hémorrhagies, les arrêter par la compression du doigt. La ligature n'est presque jamais nécessaire.

Pour dissiper les *œdèmes*, il suffit de faire quelques frictions sèches, ou avec le vinaigre chaud, l'alcool camphré uni à un peu d'essence de lavande.

Les *abcès* demandent à être mûris promptement, ouverts sans retard, détergés ensuite par des injections aromatiques et siccatives, en exerçant une légère pression sur les parties décollées, pour éviter la stagnation purulente.

En définitive, ce sont les antiphlogistiques et les révulsifs qui ont encore ici le plus de chances de réussite. La saignée arrête la maladie au début ou ralentit son cours, mais il faut savoir la régler sur l'état des sujets et sur la gravité des désordres. Les agents transpositeurs moins épuisants, appliqués d'une manière rationnelle, quelquefois seuls, détournent les coups du mal et s'opposent aussi aux progrès de l'affection. Les résultats obtenus en sont assez heureux ordinairement ; cependant il est bien des cas où cette médication échoue comme les autres.

Les toniques trouvent leur emploi au moment de la convalescence.

Les antiputrides ne servent guère qu'à l'usage externe contre l'influence miasmatique.

Toutes les mesures hygiéniques signalées contribuent sans doute à l'efficacité du traitement ; mais le succès de celui-ci est dans l'appréciation judicieuse des phénomènes morbides qu'il faut savoir promptement saisir sur chaque individu.

RÉSUMÉ.

I.

La maladie des chevaux de remonte, inséparable de leur installation au corps ou au dépôt, ne se déclare d'ordinaire qu'un certain temps après l'arrivée.

Le nom de typhoïde lui a été donné on ne sait trop par qui ni pourquoi, mais elle est beaucoup mieux désignée, sans contredit, sous la dénomination de *pleuropneumonie* et *entérite* qui rappelle le siége principal de ses lésions.

II.

Les symptômes assez nombreux qui traduisent ses manifestations diverses partent de la cavité thoracique, consistent en troubles des voies digestives et en désordres nerveux. Elle s'accompagne aussi d'une grande faiblesse, d'altération du sang ou plutôt de défaut de réaction. Ce dernier caractère n'est guère marqué qu'à la suite des remontes importantes, trop souvent suivies de la maladie grave, avec terminaison gangréneuse, sous les formes enzootique et épizootique.

III.

La nature intime du mal n'est pas facile à bien déterminer : quelques vétérinaires veulent faire de cette espèce de faiblesse ou d'adynamie prompte, le plus souvent consécutive, le caractère principal de la maladie, qui consiste-rait, à leur dire, dans une altération primitive du sang. Pour eux des lésions anatomiques les plus considérables du poumon, de l'intestin et du cerveau ne sont que les accidents secondaires de l'affection typhoïde. D'autres, avec des bases beaucoup plus larges — et nous comptons parmi ceux-ci, — tout en admettant dans la minorité des cas l'altération hypothétique et encore indéterminée du sang, ne voient à lui attribuer qu'une certaine influence sur le cours des phénomènes inflammatoires du poumon, des plèvres et de l'intestin, dont les lésions sont générale-ment très-bien accentuées. En somme, la maladie réelle-ment inflammatoire, malgré sa forme complexe et ses dif-férents degrés de gravité, revêt un caractère spécial. Pour nous elle a des traits de ressemblance avec la maladie des chiens; mais elle est sans analogie avec la fièvre ou avec les affections typhoïdes de l'homme, et parfaitement dis-tincte du charbon.

IV.

Les véritables causes du mal ne sont pas encore dé-couvertes : nous ignorons toujours le lien tout particu-lier par lequel il s'unit aux chevaux neufs et nous ne savons pas davantage de quelle manière ce lien se trouve rompu sur les chevaux faits, qui sont affranchis pour toujours de la maladie. Ce que nous avons appris nous-même de sa régularité d'apparition partout, de sa marche, de ses manifestations variées plus ou moins complètes sur les malades, de ses altérations diversement accusées sur les cadavres, nous fait dire que l'affection est presque inévitable sur les chevaux de troupe, tous soumis à une condition identique, et nous donne en même temps l'explication de toutes les controverses sur sa nature et son traitement.

V.

Nous cherchons toujours le moyen de prévenir cette espèce de fléau, en plaçant les sujets qu'il faudrait en préserver, dans toutes les conditions les plus rationnelles. Mais nous n'avons pas encore réussi à leur faire contracter les habitudes régimentaires sans maladie. Peut-il en être autrement, tant que la cause réelle de l'affection ne sera pas dévoilée?

VI.

Les moyens de combattre les effets du mal, très-nombreux et de classes différentes, tous vantés, ont plus ou moins de succès et de raison d'emploi. Les vraies bases de la thérapeutique sont pour nous : l'état général du sujet affecté, les symptômes prédominants et l'étendue des lésions organiques; en cas d'épizootie, il faut tenir compte aussi du degré de prostration et de l'ensemble des désordres trouvés sur les cadavres. Mais, dans la plus grande majorité des cas, nous devons agir par les antiphlogistiques et les révulsifs, en variant les points d'application des derniers, suivant le siége du mal.

Ces deux médications ont, surtout au début, de grandes chances de succès. La première, qui demande à être bien mesurée, a une influence évidente sur le cours de l'affection; l'autre, moins épuisante, est à double effet, en produisant aussi une espèce de révulsion sur le système nerveux.

Les toniques antiputrides, que les partisans du système typhoïde proposent presque comme spécifiques, en s'appuyant sur la grande faiblesse des malades et sur la tendance des tissus à la décomposition, durant certaines épizooties, ne peuvent pas être employés sans danger, dans la généralité des cas, pour le poumon comme pour l'intestin.

L'examen des cadavres ne nous laisse pas plus de doute là-dessus qu'à l'égard de l'ulcération prétendue des follicules muqueux.

L'effet à attendre de la médication tonique ne peut être avantageux que tout au début du mal et dans quelques cas douteux d'inflammation que nous avons signalés comme des particularités.

Parmi ses agents, le quinquina et le fer conviennent surtout après la résolution et plus particulièrement encore durant les longues convalescences.

Quelques-uns peuvent aussi entrer comme désinfectants dans les mesures prises à l'extérieur contre la gangrène, car quand celle-ci existe, aucun antiputride ne parvient à l'arrêter. Pour avoir moins à redouter cette terminaison funeste, il faut surtout : éparpiller ses malades, ce qui est assez facile quand ils ne sont pas très-nombreux ; renouveler l'air des écuries, sans en abaisser trop la température ; les désinfecter avec les chlorures et les aromates ; enfin écarter au plus vite des autres malades, comme un pestiféré, le sujet qui a la gangrène aux poumons.

Notre principal soin est de ne négliger aucune des précautions hygiéniques les plus minutieuses ; car elles, au moins, sont admises par tout le monde et nous croyons à leur influence pour la conservation des sujets dont l'état très-grave est pour ainsi dire indécis.

Il faut tout faire dans l'alimentation pour entretenir, stimuler les fonctions digestives qui languissent, et se souvenir, pour n'en être pas découragé, qu'à un certain moment de l'épizootie, soit intensité inflammatoire plus grande, soit altération du sang plus prononcée ou constitution médicale plus mauvaise, la réaction est impuissante ; tout cède à la malignité du mal.

APPENDICE (1).

Voici l'état de la question :

1° D'après un relevé des faits cliniques, constatés régulièrement au corps et enregistrés sans parti pris, sous les impressions du moment, dans un intervalle de onze années, en différents lieux de garnison.

Sur 3,440 chevaux de remonte, appartenant à diverses provenances, il y a eu 856 malades de l'affection bien caractérisée dont il s'agit, et 122 pertes, réparties de la manière suivante :

ANNÉES.	REMONTES.	PNEUMONIES SIMPLES et COMPLIQUÉES.	PERTES.	OBSERVATIONS.
1854	639	193	29	Avec entérite et beaucoup de complications nerveuses.
1855	797	276 (1)	39	Avec entérite et pleurésie (1). La plus grande partie sur des chevaux reçus à la fin de 1854.
1856	123	58 (2)	12	Avec les mêmes complications. (2) Chevaux en partie reçus à la fin de 1855.
1857	38	7	1	....
1858	116	14	1	Avec peu de symptômes d'entérite.
1859	1460	188	29	Avec complications d'entérite, de pleurésie et lésions nerveuses.
1860	18	27 (3)	3	Avec les mêmes complications. (3) Pour la plus grande partie sur des chevaux reçus à la fin de 1859.
1861	46	13	1	....
1862	34	14	»	....
1863	82	40	2	Avec complication d'entérite.
1864	76	26	5	Avec pleurésie.
TOTAUX.	3440	856	122	

2° D'après le contrôle des autopsies cadavériques, toujours faites dans le plus bref délai, qui permet de classer très-exactement les pertes suivant les manifestations morbides prédominantes.

(1) Contenu dans le mémoire récompensé.

LÉSIONS PRINCIPALES.	1854	1855	1856	1857	1858	1859	1860	1861	1862	1863	1864	TOTAUX.
Pleuropneumonie gangréneuse	10	8	3	»	»	4	1	1	»	»	»	27
Idem avec vieilles lésions	8	4	4	1	»	7	»	»	»	»	2	26
Pleuropneumonie et épanchement	3	11	2	»	1	12	2	»	»	2	1	34
Pneumonie et entérite	6	9	2	»	»	2	»	»	»	»	»	19
Pneumonie { Arachnoïdite et Paralysie }	2	4	1	»	»	2	»	»	»	»	»	9
Pneumonie et fourbure	»	»	»	»	»	1	»	»	»	»	2	3
Pneumonie typhoïde, avec lésions insuffisantes pour expliquer la mort, ou avec altération du sang	»	3	»	»	»	1	»	»	»	»	»	4
TOTAUX	29	39	12	1	1	29	3	1	»	2	5	122

Quelle que soit la justesse des distinctions que nous avons cherché à établir touchant les modes de manifesta-tion du mal, et quel que soit surtout le degré d'exactitude des divers renseignements fournis sur la question à résoudre, il y aura toujours, en présence des malades, une très-grande difficulté : celle d'apprécier les faits à leur juste valeur, pour l'application intelligente du traitement et pour le meilleur emploi de nos faibles ressources médicales.

En attendant que les théories et les systèmes aient donné d'autres éléments de solution, nous continuerons à prendre nos conseils dans la pratique pure et à nous conformer aux principes les plus élémentaires de l'observation, autant pour le bien de la science que dans l'intérêt des malades qui nous sont confiés.

TABLE DES MATIÈRES.

6319   Paris. — Typographie de RENOU et MAULDE, rue de Rivoli, 244.

www.ingramcontent.com/pod-product-compliance
Ingram Content Group UK Ltd.
Pitfield, Milton Keynes, MK11 3LW, UK
UKHW020341180726
13839UKWH00002B/851